中医论治化疗药物
不良反应经验集

易小玲
马燕妮　主编
田春洪

全国百佳图书出版单位
中国中医药出版社
·北 京·

图书在版编目（CIP）数据

中医论治化疗药物不良反应经验集／易小玲，马燕妮，田春洪主编 . —北京：中国中医药出版社，2023.6
ISBN 978 - 7 - 5132 - 7937 - 6

Ⅰ. ①中… Ⅱ. ①易… ②马… ③田… Ⅲ. ①肿瘤－中西医结合疗法－药物疗法－经验－汇编 Ⅳ.
①R730. 59

中国版本图书馆 CIP 数据核字（2022）第 226274 号

中国中医药出版社出版

北京经济技术开发区科创十三街 31 号院二区 8 号楼
邮政编码 100176
传真 010 - 64405721
万卷书坊印刷（天津）有限公司印刷
各地新华书店经销

开本 880 × 1230 1/32 印张 4.5 字数 90 千字
2023 年 6 月第 1 版 2023 年 6 月第 1 次印刷
书号 ISBN 978 - 7 - 5132 - 7937 - 6

定价 49.00 元
网址 www. cptcm. com

服 务 热 线 010 - 64405510
购 书 热 线 010 - 89535836
维 权 打 假 010 - 64405753

微信服务号 zgzyycbs
微商城网址 https://kdt. im/LIdUGr
官方微博 http://e. weibo. com/cptcm
天猫旗舰店网址 https://zgzyycbs. tmall. com

《中医论治化疗药物不良反应经验集》

编 委 会

主 编

易小玲　马燕妮　田春洪

副主编

魏玖月　武彦琴　林德潮

徐静逍　姚　姝　田　原

编 委（以姓氏笔画为序）

王　巍　冯露琳　刘　莹　汤富美

许炜望　苏有琼　杨林蓉　晏玉武

郭　冰　廖文静　樊　睿

前　　言

肿瘤的化学治疗是临床抗肿瘤治疗不可缺少的重要手段之一。它不仅是一种姑息疗法或辅助疗法，更是一种根治性的方法和手段。但是化疗药物引起的不良反应，亦值得引起我们的注意。

中医药治疗作为肿瘤内科治疗的重要手段，是我国抗肿瘤治疗中的一大特色，除了作为肿瘤不同阶段的辅助治疗手段，还用于缓解化疗后的各类不良反应，对减轻化疗患者痛苦、促进患者体质恢复、预防肿瘤复发和转移、提高治疗效果、延长生存期具有十分积极的意义。同时，正如习近平总书记所希望的，我们在临床上要充分发挥中医药的独特优势，坚持中西医并重，推动中医药和西医药相互补充、协调发展，推动中医药走向世界。

我们组织编写了《中医论治化疗药物不良反应经验集》一书，分别对化疗药的血液系统不良反应、消化道不良反应、肺脏相关不良反应、肝脏相关不良反应、心脏相关不良反应、泌尿系统不良反应、神经系统不良反应等，从中医病名与病因病机、辨证论治、治疗等方面进行了系统阐述，反映了目前中医药对于化疗药物不良反应的研究现状和治疗经验。希望此书能对从事中医、中西医结合治疗肿瘤等疾病的临床工作人员和医学研究人员有所帮助。

编　者

2023 年 4 月

目 录
Contents

第一章 总 论

　　肿瘤是机体细胞在各种致瘤因素作用下，发生基因水平改变和功能异常，导致细胞的异常增生而形成的新生物。恶性肿瘤是严重威胁人类健康的重大疾病。

　　由于肿瘤临床表现各异，治疗上也很复杂。现有治疗肿瘤有效的手段，大致分为以下 7 类：①应用物理性、化学性或生物性方法将局部肿瘤祛除，例如手术、放射治疗、激光治疗、热疗或冷冻切除或杀灭肿瘤；应用抗肿瘤药物、无水酒精或某些病毒局部涂抹或注射杀灭肿瘤。对于良性肿瘤和一些局限的恶性肿瘤均有根治性效果。②针对肿瘤播散的内科治疗方法，主要应用各类抗肿瘤药物，即化学治疗。③针对机体抗病能力的生物治疗。④应用封闭肿瘤表面受体（目前主要是生长受体）的单克隆抗体或疫苗。⑤企图阻断肿瘤新生血管的治疗。⑥企图改变肿瘤调控的基因治疗等。⑦器官移植。

　　肿瘤的化学治疗作为当前临床上抗肿瘤治疗不可缺少的重要手段之一，近年来飞速发展，从紫杉醇、喜树碱衍生物到培美曲塞，新型抗癌药不断出现，化疗已不仅是一种姑息疗法或辅助疗法，更成为一种根治性的方法和手段。

第一节　化疗概述

一、化疗的定义、地位

化疗是化学药物治疗的简称，是利用化学药物阻止癌细胞的增殖、浸润、转移，直至最终杀灭癌细胞的一种治疗方式。它是一种全身性治疗手段，与手术、放疗一起，并称为癌症的三大治疗手段。

无论东西方，几千年前即有应用药物治疗"肿瘤"的历史记载，但以细胞毒类药物为代表的化学药物治疗的开端是20世纪40年代。化学药物治疗发展初期的一次轰动性事件是第二次世界大战后期的芥子气（硫芥）泄漏事故。1943年12月2日，意大利巴里港遭到德军空袭，数艘船只被击沉，其中包括美军的约翰哈维号货轮。这艘船上装载有化学武器芥子气，泄漏出的芥子气造成船员和市民的骨髓抑制和淋巴细胞减少。这一偶然发现引起了研究者们的注意，提示这一类烷化剂或许可以用来治疗血液系统恶性肿瘤和淋巴瘤。实际上，烷化剂用于治疗恶性肿瘤的尝试在此事件之前已经开始。1942年12月，Gilmen和Philips在美国耶鲁大学开始了世界上第一项用氮芥治疗淋巴瘤的临床试验。这项研究观察到了惊人的疗效，其结果于1946年发表于 *Science* 后受到学术界的广泛关注，标志着近代肿瘤化学药物治疗的开始。1948年Farber等开发了叶酸类似物甲氨蝶呤，并成功用于儿童急性淋巴细胞白血病的治疗，这是药物治愈癌症的第一个范例。1952 年，Elion 和 Hitchings 发现了巯嘌呤的抗癌作用，并因此获得了 1988 年度的诺贝尔生理学或医学奖。

1957 年，Arnold 和 Duschinsky 分别合成了环磷酰胺和氟尿嘧啶，这两种药物具有广谱的抗肿瘤作用，至今仍然是治疗很多肿瘤的基本和核心药物。虽然后来的研究发现，这些药物的作用机制并不完全符合最初的设想，但无论如何这是根据一定理论而合成的有效抗肿瘤药物，因此被认为是肿瘤内科治疗发展进程中的第二个里程碑。20 世纪 70 年代初，顺铂和多柔比星的问世使得一部分血液系统和实体肿瘤药物治疗的效果有了提高，被认为是肿瘤内科治疗发展进程中的第三个里程碑。这时，由于经验的积累，化疗在睾丸生殖细胞肿瘤、滋养细胞肿瘤和儿童白血病的治疗中已能取得根治性疗效。所以，人们不再把内科治疗只当是肿瘤的姑息性治疗手段，而是开始转向追求根治。虽然内科治疗迄今还未能治愈多数晚期肿瘤患者，但化疗可以根治癌症的概念已被普遍接受，而且是指导临床取得成功的原则之一。

20 世纪 80 ~ 90 年代，化学药物治疗进入了快速发展期。由于紫杉醇、多西他赛、拓扑替康、伊立替康、长春瑞滨、吉西他滨和奥沙利铂等抗肿瘤新药进入临床，突破了晚期非小细胞肺癌和晚期结直肠癌既往药物治疗效果不佳的瓶颈，也为晚期乳腺癌和其他实体肿瘤患者提供了更多的治疗选择。肿瘤化学药物治疗已经从单纯的姑息性治疗手段向根治性治疗过渡，与综合治疗的其他手段配合，有近 20 种肿瘤治愈率可以得到提高。在绝大多数恶性肿瘤的综合治疗中占有相当重要的地位。

二、化疗的适应证

随着化学药物治疗水平的提高，其适应证也在拓宽，可以大致归纳为以下几个方面。

1. 根治性治疗

血液、淋巴和生殖细胞系统肿瘤属于化疗药物高度敏感性肿瘤，部分可以通过药物获得根治，化疗在这些类型肿瘤的综合治疗中占据主要位置。

2. 姑息性治疗

对于药物治疗无法根治的部分晚期上皮或结缔组织来源的肿瘤，如晚期的乳腺癌、肺癌、大肠癌、胰腺癌、肾癌、恶性黑色素瘤和胃肠间质肿瘤等，化疗可以改善患者的生活质量或延长生存期。

3. 辅助化疗

辅助化疗是指根治手术后的化疗。其优势在于，手术可以有效降低体内肿瘤负荷，从而可能降低耐药细胞的发生率，提高化疗敏感性，并达到提高治愈率的目的。

4. 新辅助化疗

新辅助化疗是指手术前的化疗。其作用主要包括：①降低临床分期，提高手术切除率、减少手术对身体器官的伤害；②减少手术过程中的肿瘤细胞播散机会；③体内药敏试验，为进一步的药物治疗提供重要指导。

5. 同步化放疗

同步化放疗是指同时进行化疗和放疗，一方面可以通过化疗药物的增敏作用，提高放疗对肿瘤的局部控制效果，另一方面可以发挥化疗的全身治疗作用，减少远处转移的发生率。

6. 支持治疗

肿瘤内科的支持治疗主要包括化疗、内分泌治疗和靶向治疗等全身治疗相关不良反应的预防和处理、肿瘤相关并发症的预防和治疗、镇痛治疗、营养支持和心理治疗、中医中药治疗等。

三、化疗的常用药物

目前在国际上，临床常用的化疗药物有 60 余种。传统上，化疗药物根据其来源和作用机制分类，一般分为烷化剂、抗代谢药、抗肿瘤抗生素、植物来源的抗肿瘤药及其衍生物和其他抗肿瘤药物（铂类、门冬酰胺酶）五大类，常用化疗药物根据其来源和作用机制分类见表 1。

表 1　常用化疗药物分类

分类	具体药物
烷化剂	环磷酰胺、异环磷酰胺、尼莫司汀、雌莫司汀、替莫唑胺等

分类	具体药物
抗代谢药	甲氨蝶呤、氟尿嘧啶、替加氟、阿糖胞苷、吉西他滨、硫脲嘧啶、卡莫氟、羟基脲、替吉奥、卡培他滨、培美曲塞、雷替曲塞等
抗肿瘤抗生素	放线菌素 D、博来霉素、平阳霉素、丝裂霉素、新福菌素、柔红霉素、多柔比星、表柔比星、吡柔比星、阿柔比星、伊达比星等
植物来源的抗肿瘤药及其衍生物	长春新碱、长春地辛、长春瑞滨、依托泊苷、替尼泊苷、高三尖杉酯碱、羟喜树碱、伊立替康、紫杉醇、多西他赛等
其他抗肿瘤药物	达卡巴嗪、顺铂、卡铂、奥沙利铂、洛铂、奈达铂、门冬酰胺酶等

另一分类是根据化疗药物作用的分子靶点分为以下五类：①作用于 DNA 化学结构的药物（包括烷化剂、蒽环类和铂类化合物）；②影响核酸合成的药物（主要是抗代谢物）；③作用于 DNA 模板影响 DNA 转录或抑制 DNA 依赖 RNA 聚合酶而抑制 RNA 合成的药物；④影响蛋白质合成的药物（如高三尖杉酯碱、紫杉类、长春碱和鬼臼碱类等）；⑤其他：L-门冬酰胺酶、维 A 酸类化合物。

最后一类是根据化疗药物对细胞增殖周期及其各时相的不同作用分为以下两类：①细胞周期非特异性药物（包括烷化剂和抗肿瘤抗生素等）；②细胞周期特异性与实相特异性药物。常用的抗肿瘤药物见表 2。

表2 常用抗肿瘤药物

	烷化剂	白消安、苯丁酸氮芥、顺铂、环磷酰胺、氮芥、美法兰
细胞周期非特异性药物	硝基脲类	环己亚硝脲（CCNU）、卡莫司汀（BCNU）、链脲霉素
	抗肿瘤抗生素	放线菌素D、柔红霉素、多柔比星、丝裂霉素
	其他	甲基苄肼、达卡巴嗪
细胞周期特异性药物	M期	长春花生物碱、长春新碱、长春碱、长春酰胺、长春瑞滨、喜树碱类、多烯紫杉醇、紫杉醇
	G1期	门冬酰胺酶、肾上腺皮质激素
	G2期	博来霉素、平阳霉素
	S期	阿糖胞苷、吉西他滨、氟尿嘧啶、呋喃氟尿嘧啶、巯嘌呤、甲氨蝶呤、羟基脲

第二节 化疗后常见不良反应及西医处理

不良反应包括药物的副作用、过量或高剂量导致的毒性、过敏和药品导致的其他意外事件，是各国目前密切关注的课题。化疗药物由于其本身的特点，我们总称为不良反应，不再细分哪些是药物本身的副作用和由于过量导致的毒性作用。所有细胞毒类抗肿瘤药物都应当视为剧毒药，必须谨慎、合理应用，因为药物本身可能引起严重不良反应。

化疗药物的不良反应一般分为以下两种。

1. 急性和亚急性不良反应

急性和亚急性不良反应指在用药后当时或疗程内出现的过敏、恶心、呕吐、腹泻，血液学指标、肝肾功能异常，手指麻木、皮疹、手足综合征和脱发等不良反应。

2. 长期不良反应

长期不良反应指在停药后甚至停药后多年出现的不良反应，包括神经毒性、造血功能障碍、间质性肺炎、心脏毒性、内分泌失调、畸胎、第二肿瘤等。

抗肿瘤药物不良反应的严重程度可以采用一定的标准来评价。WHO 标准是评价化疗药物的经典标准，将其分为 0、Ⅰ、Ⅱ、Ⅲ、Ⅳ度。0 度即无反应，Ⅰ度是指轻度反应，Ⅱ度是中度反应，Ⅲ度为严重反应，Ⅳ度是可以致命的严重不良反应。在治疗实施过程中Ⅰ、Ⅱ度是允许的，Ⅲ度是应当避免的，应当调整剂量，出现Ⅳ度不良反应需要立即停药并进行处理、急救。以下将从血液系统不良反应、消化道不良反应、肺脏相关不良反应、肝脏相关不良反应、心脏相关不良反应、泌尿系统相关不良反应、神经系统相关不良反应及其他不良反应这八个方面的化疗后不良反应进行介绍。

一、血液系统不良反应

（一）不良反应临床表现

骨髓功能抑制是化疗常见的非特异性毒性，现在使用的化疗药物中近 90% 的药物可导致不同程度骨髓抑制。骨髓抑制主要表现为化疗药物对特定干细胞动力学的影响，减少周围血液中成熟的、有功能的血细胞数量，其减少的程度与外周血液中血细胞成分的生存期有关。粒细胞半衰期 6~8 小时，因此，最先表现为粒细胞下降。血小板半衰期 5~7 天，降低出现较晚。红细胞半衰期 120 天，化疗影响较小，通常下降不明显。

不同类型化疗药物骨髓抑制的程度、出现及持续时间、骨髓功能恢复的时间均有不同。长春瑞滨、紫杉醇、拓扑替康、吉西他滨、氮芥类烷化剂、蒽环类抗癌药、鬼臼毒类药、甲氨蝶呤、亚硝脲类、卡铂、塞替派等药物骨髓抑制程度较重；培美曲塞、博来霉素、长春新碱、门冬酰胺酶及顺铂骨髓抑制较轻。长春瑞滨、紫杉醇、吉西他滨、氮芥类、环磷酰胺、蒽环类、鬼臼毒类药、甲氨蝶呤及顺铂等骨髓抑制出现快恢复快，白细胞减少最低值出现在用药后 1~2 周，2~3 周恢复；而亚硝脲类、丝裂霉素、丙卡巴肼、白消安等白细胞减少最低值出现晚，3~8 周不等，恢复也较慢，需 1~2 个月。白细胞减少 $< 1.0 \times 10^9/L$，特别是粒细胞 $< 0.5 \times 10^9/L$ 持续 5 天以上，患者发生严重细菌、霉菌或病毒感染的机会大大增加，感染率可达 90% 以上，且病情危重。血小板 $< 50.0 \times 10^9/L$，特别是 $< 20.0 \times 10^9/L$ 则出血风险较高，可发生脑出血、胃肠道出血及妇女月经期大出血等。

（二）西医处理

通常白细胞 $< 3.5 \times 10^9/L$，血小板 $< 80.0 \times 10^9/L$，不宜使用骨髓抑制的化疗药物（急性白血病例外）。白细胞 $< 2.0 \times$

10^9/L 或粒细胞 $< 1.0 \times 10^9$/L，应给予粒细胞集落刺激因子（G-CSF）或粒细胞 – 巨噬细胞集落刺激因子（GM-CSF）治疗。白细胞 $< 1.0 \times 10^9$/L 或粒细胞 $< 0.5 \times 10^9$/L，可考虑适当应用抗生素预防感染，一旦出现发热应立即做血培养和药敏，给予广谱抗生素治疗，并同时给予 G-CSF 或 GM-CSF 升白治疗。特别指出的是 G-CSF 或 GM-CSF 只能在一个周期的化疗药物用药完全结束的 48 小时以后才能应用。如果在化疗开始前或化疗过程中应用 G-CSF 或 GM-CSF，经 G-CSF 或 GM-CSF 刺激后增加的中性粒细胞很快会被化疗药物破坏，非但不能减轻化疗药物对骨髓造血功能的抑制，还会加重其对骨髓储备功能的损伤，增加重度骨髓抑制的风险。

血小板 $< 50.0 \times 10^9$/L 可皮下注射白介素-11（IL-11）或血小板生成素（TPO）。血小板 $< 10.0 \times 10^9$/L，应予输注血小板及 IL-11 或 TPO 治疗。

血红蛋白 < 100g/L，可皮下注射促红细胞生成素（EPO），同时注意补充铁剂。

二、消化道不良反应

消化道不良反应是恶性肿瘤化疗时最常见的不良反应，主要表现为食欲减退、恶心、呕吐、腹痛、腹泻和便秘等，这些不良反应不但直接影响患者的生活质量，而且常常妨碍化疗的顺利实施和导致药物剂量的提高，严重时还会危及生命。因此，有效预防和减轻这些不良反应有重要的临床意义。

（一）恶心、呕吐

1. 不良反应临床表现

恶心、呕吐是化疗药物引起的最常见的早期毒性反应。恶心、呕吐的频率较高且严重时，可引起水、电解质紊乱，出现消化道出血等症状。化疗引起的呕吐可分为急性呕吐（化疗后 24 小时内发生的呕吐）、迟发性呕吐（化疗 24 小时后发生的呕吐）、预期性呕吐（既往化疗中呕吐控制不佳，下一次化疗给药前发生的呕吐）、爆发性呕吐（即进行了预防处理但仍出现的呕吐）、难治性呕吐（以往的化疗周期中使用预防性止吐治疗失败，而在接下来的化疗周期中仍然出现的呕吐）。根据抗肿瘤药物所致呕吐的发生频率即致吐风险可分为以下 4 类。①高致吐性药物（呕吐的发生率 > 90%）：顺铂（DDP）（$\geqslant 50 mg/m^2$）、卡莫司汀（BCNU）（$> 250 mg/m^2$）、环磷酰胺（CTX）（$> 1500 mg/m^2$）、丙卡巴嗪（PCZ）、达卡巴嗪（DTIC）、氮芥（HN_2）、六甲蜜胺（HMM）等；②中致吐性药物（呕吐的发生率为 30% ~ 90%）：卡铂（CBP）、放线菌素 D（ACTD）、多柔比星（ADM）、表柔比星（EPI）、柔红霉素（DNR）、依托泊苷（VP-16）、异环磷酰胺（IFO）、CTX、伊马替尼、盐酸伊立替康（CPT-11）、替莫唑胺、BC-NU、阿糖胞苷（AraC）（$\geqslant 1 g/m^2$）等；③低致吐性药物（呕吐的发生率为 10% ~ 30%）：紫杉类、米托蒽醌（MTZ）、丝裂霉素（MMC）、卡培他滨、西妥昔单抗、氟尿嘧啶（5-Fu）、培美曲塞、吉西他滨、VP-16 和替尼泊苷（VM-26）等；④轻

— 11 —

微致吐性药物（呕吐的发生率＜10%）：氟达拉宾、吉非替尼、利妥昔单抗、长春新碱（VCR）、博来霉素（BLM）等。

2. 西医处理

临床常用的止吐药物其疗效不同，治疗指数高的药物有以下几类：5-HT$_3$受体拮抗剂（格拉司琼、昂丹司琼及托烷司琼等）；皮质类固醇激素（地塞米松等）；NK-1受体拮抗剂（阿瑞匹坦等）。治疗指数低的药物有甲氧氯普胺、丁酰苯类、吩噻嗪类等。

（1）化疗药物所致的恶心和呕吐的预防

①高度催吐性化疗方案所致的恶心和呕吐的预防：推荐在化疗前采用三药方案，包括单剂量的5-HT$_3$受体拮抗剂、地塞米松和NK-1受体拮抗剂。

②中度催吐性化疗方案所致的恶心和呕吐的预防：推荐第1天采用5-HT$_3$受体拮抗剂联合地塞米松，第2天和第3天继续使用地塞米松。对于有较高催吐风险的中度催吐性化疗方案，推荐在地塞米松和5-HT$_3$受体拮抗剂的基础上加阿瑞匹坦。

③低度催吐性化疗方案所致的恶心和呕吐的预防：建议使用单一止吐药物如地塞米松、5-HT$_3$受体拮抗剂或多巴胺受体拮抗剂（如甲氧氯普胺）预防呕吐。

④轻微催吐性化疗方案所致的恶心和呕吐的预防：对于无恶心和呕吐史的患者，不必在化疗前常规给予止吐药物。尽管恶心和呕吐在该催吐水平的药物治疗中并不常见，但如果发生呕吐，后续化疗前仍建议给予高一个级别的止吐治疗方案。

⑤多日化疗所致的恶心和呕吐的预防：5-HT$_3$受体拮抗剂联合地塞米松是预防多日化疗所致的化疗后恶心呕吐（CINV）的标准治疗，通常主张在化疗期间每日给予 5-HT$_3$受体拮抗剂，地塞米松应连续使用至化疗结束后 2～3 天。目前有数据支持应用帕洛诺司琼预防多日化疗方案所致的 CINV（顺铂 3 日化疗方案，帕洛诺司琼 0.25mg 在第 1 天、第 3 天用药；顺铂 5 日化疗方案，帕洛诺司琼 0.25mg 在第 1 天、第 3 天和第 5 天用药）。对于高度催吐性或延迟性恶心、呕吐高风险的多日化疗方案可以考虑加入阿瑞匹坦。

（2）解救性止吐治疗

①重新评估药物的催吐风险，患者的疾病状态、并发症和治疗，注意各种非化疗相关性催吐原因如脑转移、电解质紊乱、肠梗阻、肿瘤侵犯至肠道或其他胃肠道异常，或其他合并症。重新审视上一次无效的止吐方案，考虑更换止吐药物。

②针对催吐风险给予患者最佳的治疗方案。如果呕吐患者口服给药难以实现，可以经直肠或静脉给药，必要时选择多种药物联合治疗，同时可以选择不同的方案或不同的给药途径。

③考虑在治疗方案中加入劳拉西泮或阿普唑仑。

④考虑在治疗方案中加入奥氮平或者采用甲氧氯普胺替代 5-HT$_3$受体拮抗剂或者在治疗方案中加入一种多巴胺拮抗剂。

⑤保证足够的液体供应，维持水、电解质平衡，纠正酸碱失衡。

⑥除 5-HT$_3$ 受体拮抗剂外，还可选择其他药物辅助治疗，包括劳拉西泮、屈大麻酚、大麻隆、氟哌啶醇、奥氮平、东莨菪碱和异丙嗪等。

（二）便秘

1. 不良反应临床表现

便秘是困扰恶性肿瘤患者的主要问题之一，严重影响患者的生活质量。据有关报道，便秘在恶性肿瘤患者中的发病率高达 50% ~95%；对于接受化疗的患者，便秘的发生率高达 42%。

便秘主要是反映人们大便不适的一种临床症状。对于恶性肿瘤患者的便秘，美国胃肠协会的定义较适合，特别是化疗所致的短期急性阶段性便秘：便秘是一种以大便相应的症状为基础的机体紊乱，表现为大便不适，以大便次数减少（每周排便少于 3 次）、大便困难或者两者都具备为特征。大便困难包括排便不尽、排便费力、粪便呈团块或硬结状、排便时间延长或者排便需要手法协助。便秘不仅困扰人们生活，还会进一步加重化疗所致的恶心呕吐反应，严重影响抗肿瘤治疗的进程。

2. 西医处理

通常对于化疗药物治疗引起的便秘，通过单纯调整饮食或增加运动难以改善。通便药物在治疗恶性肿瘤患者的便秘中发挥重要作用。西医常用的通便药物根据作用机制不同分为如下类型：

（1）蓬松剂或亲水性泻药：车前、甲基纤维素、麸皮等。

（2）表面活性剂或软化或润湿剂：多库酯钠（docusate）、普流罗尼克（poloxalkol）等。

（3）容积性通便剂：果糖、山梨醇、含镁离子的药物（硫酸镁）、聚乙二醇（PEG）。

（4）刺激性泻剂：比沙可啶、米索前列醇。

（5）其他（促动力、促分泌药物）：秋水仙碱、替加色罗等。

（三）腹泻

1. 不良反应临床表现

最常见的引起腹泻的化疗药物是氟尿嘧啶类药物和伊立替康。

2. 西医处理

对于伊立替康引起的迟发性腹泻的治疗，西医推荐3种药物：洛哌丁胺、奥曲肽和阿片酊剂。通常药物引起的腹泻是剂量依赖性的，可以通过减少药物剂量的方法降低腹泻的严重程度和发生率。对症治疗可以应用洛哌丁胺，首次腹泻后服用4mg，每隔2小时服用2mg，每日累积用量不超过16mg。止泻的同时可以使用黏膜保护剂如蒙脱石散等；严重脱水的患者要及时补充水和电解质及营养物质。

三、肺脏相关不良反应

（一）不良反应临床表现

引起肺脏相关不良反应的化疗药主要为博来霉素、甲氨蝶呤、丝裂霉素、白消安和亚硝脲类药物。肺脏相关不良反应临床表现常为隐匿、缓慢的咳嗽、呼吸急促。早期肺部可闻及小水泡音。血气分析显示动脉低氧血症，胸部 X 线检查显示弥漫性肺间质浸润和片状浸润，晚期可呈不可逆肺纤维化改变。

（二）西医处理

西医治疗方面，肺脏相关不良反应的处理主要为预防，上述化疗药物应用期间应密切观察患者有无呼吸道症状，定期进行胸部 X 线检查及肺功能检查，及早诊断，及时停药。控制药物总剂量，博来霉素总量应在300mg（效价）以下，卡莫司汀总剂量低于960mg/m² 较安全，且单次用药剂量不宜过大。老年患者、有胸部照射史、慢性肺疾患者慎用或少量用药，甲氨蝶呤宜间歇用药。出现肺脏相关不良反应给予积极对症治疗。吸氧，皮质类固醇类激素治疗，N-乙酰半胱氨酸有延缓或减轻肺纤维化作用，发热则加用抗感染治疗。

四、肝脏相关不良反应

（一）不良反应临床表现

药物性肝损伤是指应用治疗剂量的药物时，肝脏受药物毒性损伤或发生过敏反应所引起的疾病。它是通常在药物应用后5~90天内发生的一种常见的肝脏疾病。疾病的临床表现不同，有暂时性的氨基转移酶轻度升高，也有导致死亡的暴发性肝衰竭。药物性肝损伤是肿瘤治疗过程中常见的不良反应，特别是在肝炎发病率较高的中国，对于抗肿瘤药物的肝脏毒性及具有肝脏基础病的肿瘤患者尤为需要重视。在我国，抗肿瘤药物引起的肝损伤占住院肝病患者的 1% ~ 5%，占急性肝炎患者的 10%，占急性重型肝炎患者的 12.2%。

（二）西医处理

1. 简化用药

一方面，为尽快降低氨基转移酶和黄疸，往往同时使用多种保肝药，避免重复应用作用机制可能雷同的药物。另一方面，最好选择 1 种具有多重作用机制的药物（如腺苷蛋氨酸）。一般不主张使用 3 种以上保肝药物。

2. 临床常用的保肝药物种类及推荐

目前保肝药物种类繁多，根据其作用机制可分为抗炎保肝类、细胞修复类、解毒保肝类、利胆保肝类、维生素及辅酶类等。

（1）腺苷蛋氨酸：血液病患者化疗后发生药物性肝损伤（DILI），应用腺苷蛋氨酸显著降低 ALT、AST、γ-GT、TBIL（证据等级Ⅰ类）。

（2）还原型谷胱甘肽：对于恶性肿瘤患者在接受化疗时并发的 DILI，该药可显著降低 ALT 及 AST 值（证据等级Ⅰ类）。

（3）硫普罗宁：对于急性早幼粒细胞白血病三氧化二砷治疗导致的 DILI 患者，在葡醛内酯的基础上加用硫普罗宁优于葡醛内酯加甘草酸二铵（证据等级Ⅲ类）。

（4）甘草类：对由化疗所致肝损害的肺癌患者，采用甘草酸二铵注射液治疗 3 周后，ALT、AST、TBIL 的下降幅度显著，肝功能明显改善（证据等级 Ⅰ 类）。

五、心脏相关不良反应

（一）不良反应临床表现

引起心脏相关不良反应的化疗药物主要是蒽环类，如：阿霉素、表阿霉素、吡喃阿霉素、柔红霉素、去甲氧柔红霉素。此外，紫杉醇、多烯紫杉醇、丝裂霉素、5-氟尿嘧啶、米托蒽醌、甲氨蝶呤亦可引起心肌损害。急性心脏毒性反应主要表现窦性心动过速、心律失常、传导阻滞、心电图 ST 段下降、T 波低平，停药及对症处理后通常是可逆的。迟发的心脏毒性表现为充血性心力衰竭，心脏组织学检查表现为心肌细胞肿胀和变性，心肌纤维溶解、断裂。充血性心力衰竭的发生与阿霉素累积剂量有关，总剂量 $< 450 mg/m^2$ 发生率为 3%，$550 mg/m^2$ 发生率为 7%，而 $600 mg/m^2$ 和 $700 mg/m^2$ 心衰发生率分别为 15% 和 30% ~ 40%。高龄患者、儿童患者、有高血压和心脏病史以及心脏区域接受过放射治疗者易发生心衰。

（二）西医处理

常用的拮抗化疗心脏毒性的药物包括辅酶 Q_{10}，每次 20 ~ 40mg，每日 3 次口服；维生素 E，每次 100 ~ 200mg，每日 3 次口服；谷胱甘肽，每次 600mg 加入 5% 或 10% 葡萄糖液

500mL 静滴；1,6-二磷酸果糖及磷酸肌酸钠可保护心肌；阿米福汀是一种有机硫代磷酸盐，是广谱的细胞保护剂，对化疗药引起的心脏毒性亦可有保护作用。患者发生心律失常、心动过速等症状，可予抗心律失常的药物对症治疗。急性毒性反应常是可逆的，充血性心力衰竭应用洋地黄、利尿剂等治疗可减轻病情，但往往是不可逆的。

六、泌尿系统不良反应

（一）化疗药物导致的肾脏损伤

1. 不良反应临床表现

直接导致肾脏损伤的临床表现多为少尿或无尿，血尿素氮、肌酐、尿酸值升高。尿酸性肾病综合征常表现为尿毒症样症状，多数患者出现恶心及呕吐、嗜睡、食欲低下、少尿或无尿，有时可伴一侧腹痛及肉眼血尿。因此，在化疗过程中如果出现少尿甚至无尿症状，应考虑尿酸性肾病综合征的可能性。肿瘤溶解综合征主要表现为高尿酸血症、高钾血症、高磷酸血症和低钙血症，引起急性肾功能不全、脉搏不规律及肌肉痉挛等症状，但极少致命。

常见导致肾脏损伤的化疗药物有顺铂、甲氨蝶呤、丝裂霉素和亚硝脲类药物。

2. 西医处理

对于化疗药物导致的肾损伤，预防是相当重要的，而不是等到出现相关不良反应后再进行处理。

（1）尿酸性肾病综合征的防治

①预防对于化疗高度敏感的肿瘤，宜在细胞毒性药物应用前48小时开始采取预防措施，如充分补充液体，并给以利尿；碱化尿液，使尿pH值＞7.0；口服别嘌醇等。

②治疗经过积极有效的预防处理，极少会出现严重的尿酸综合征，但如果患者对利尿反应性差，导致尿酸水平过度升高时，有时需采用血液透析。

（2）顺铂肾毒性的防治

目前除水化外尚无有效预防DDP所致肾毒性的手段。

①在运用较大剂量（80～120mg/m^2）时，必须同时进行水化和利尿。

②氨磷汀可选择性地保护由DDP引起的肾毒性而不影响其抗肿瘤效应，临床应用一般在使用细胞毒性抗肿瘤药物或放疗前15～30分钟。单次应用氨磷汀740mg/m^{2}或910mg/m^{2}静脉滴注15分钟，可明显降低DDP引起的肾脏、神经、耳毒性及血液学毒性，亦减轻放疗对正常组织的毒性。

③为减轻毒副作用，用药期间应多饮水；用药前宜选用各类止吐药；同时备用肾上腺素、皮质激素、抗组胺药，以便急救使用；DDP后肌内注射安钠咖以巩固疗效。

（3）甲氨蝶呤肾毒性的防治

①补充液体及利尿。

②碱化尿液。

③亚叶酸钙解救，应在监测血药浓度的情况下进行。临床

一般 MTX 的用量达 400mg/m² 时，在 MTX 给药 24 小时开始，每 6 小时口服或静脉注射亚叶酸钙 15mg，共 6 次。

（二）化疗药物导致的化学性膀胱炎

1. 临床症状

（1）尿频、尿急、尿痛。

（2）先为显微镜下血尿，晚期为肉眼血尿，可持续数周之久。

（3）因膀胱大出血填塞膀胱，尿毒症和尿失血症而致患者死亡者少见。

常见的致出血性膀胱炎的抗肿瘤药物有异环磷酰胺和环磷酰胺。

2. 西医处理

（1）化疗期间大量水化，补充液体与利尿，以 5% 葡萄糖溶液为主。要确保足够的尿量，一般要求每日尿量在 3000mL 或每小时 100mL 以上。

（2）应用保护剂美司钠治疗。美司钠作为泌尿道保护剂，能够有效地预防 IFO 及 CTX 的泌尿系统毒性，降低出血性膀胱炎的发生率。

（3）分次应用。分次连续用药 5 天，可减少肾脏和膀胱毒性。

（4）留置尿管、反复膀胱冲洗或耻骨上尿液引流。

（5）重度患者可滴注甲酰四氢叶酸钙，但需注意膀胱瘘及膀胱输尿管回流时禁用。

七、神经系统不良反应

（一）不良反应临床表现

神经系统不良反应是化疗药物的常见不良反应之一，也是化疗药物的常见限制性毒性反应。神经毒性反应的发生与药物种类、单次及累积剂量、给药方式、联合治疗和患者的基础状况等因素有关。与其他药物不良反应相比，神经系统不良反应的发生率相对较低，但是随着新的化疗药物不断涌现、联合化疗方案、同步放化疗的广泛应用，以及抗肿瘤效果改善使患者的生存期延长，神经系统不良反应的发生率也在逐渐增加。

化疗所致神经毒性根据发生部位可以分为中枢神经毒性和周围神经毒性。中枢神经系统病变多表现为中枢神经受损和小脑损伤，表现为不同程度的脑膜刺激征、脑白质病，可能伴有脑功能减退；周围神经毒性又可分为感觉运动神经障碍、自主神经功能紊乱和脑神经功能障碍感受器毒性。感觉神经运动障碍早期多表现为肢端刺痛，继而出现感觉丧失和无力、腱反射减弱、足背屈和外翻无力，电生理检查可能发现神经传导速度减慢、激发电位振幅降低。自主神经功能紊乱常表现为便秘，重者可出现麻痹性肠梗阻，少部分可出现排尿障碍、直立性低血压。脑神经功能障碍感受器毒性表现为视觉、听觉和平衡觉、嗅觉、味觉异常。

导致中枢神经系统毒性的常见药物主要为抗代谢类药物，如甲氨蝶呤、氟尿嘧啶类、阿糖胞苷等；导致周围神经毒性的常见药物包括长春碱类、紫杉类、铂类、硼替佐米和沙利度胺。

（二）西医处理

化疗药物的神经毒性多为剂量限制性，及时停药或减量可逐渐恢复。神经毒性重在预防，治疗中应注意可能导致神经毒性的药物的剂量强度、累积剂量，尽量避免合并应用可能加重神经毒性的药物，早期识别神经毒性表现，必要时及时调整药物使用，对高龄有糖尿病等合并症的患者更应注意。某些药物如 B 族维生素、钙镁合剂、还原型谷胱甘肽等在一些临床研究中似乎显示了可以预防或减低神经毒性，但是目前尚缺乏一致性结论。治疗神经病理性疼痛的药物如普瑞巴林、度洛西汀可以帮助改善肢端麻木、刺痛等症状。

八、其他

（一）皮肤不良反应临床表现

化疗药物的皮肤不良反应有些与其他药物相似，如皮肤过敏反应；有些具有特异性，如氟尿嘧啶类化疗药物导致的手足综合征。一般情况下，轻度的皮肤反应不影响治疗，并随着治疗结束减轻或消失，但是重度的皮肤反应需要及时处理并可能需要调整抗肿瘤治疗方案。

1. 脱发

化疗药物抑制毛囊干细胞的代谢，导致毛囊干上皮细胞数量减少、体积缩小，使毛发易于脱落。多种化疗药物可以导致脱发，脱发程度与药物种类、剂量、给药途径和联合用药方案有关。强诱导脱发的药物包括蒽环类药物（ADM、DNR）、CTX、VP-16、5-Fu等。脱发通常始于化疗1~2周后，连续给药1~2个月后最为明显，而在停药3~10个月出现明显的毛发再生。目前尚无明确的方法预防或治疗脱发，可以考虑使用物理方法如止血带或冰帽减少头皮血流、降低局部药物浓度从而预防脱发。

2. 局部毒性反应

化疗药物滴注时可引起不同程度的局部皮肤毒性反应，如静脉炎、化学性蜂窝组织炎和渗出性坏死。局部皮肤毒性反应常发生于使用高酸性、高碱性或高渗出性药物时，可能导致严重反应的药物包括长春碱类药物（NVB、VCR）、烷化剂（HN$_2$）、蒽环类药物（ADM、DNR）等。患者可能在用药时或用药后出现注射部位疼痛、水肿、红斑、硬结，严重者出现疱疹、水疱，继而出现溃疡或中心坏死。当上述皮肤损害发生后，应立即停止输液，回抽残留药物，注入少量生理盐水后拔除针头；局部冷敷；用0.25%~1%普鲁卡因局部注射封闭，如为长春瑞滨外渗，可注入碳酸氢钠或透明质酸酶；局部破溃者，应常规外科换药；如伴有局部明显疼痛，酌情使用口服或外用镇痛药物。

3. 手足综合征

手足综合征表现为指趾末端麻木、感觉迟钝、感觉异常、麻刺感、无痛感或疼痛感，皮肤肿胀或红斑、脱屑、皲裂、硬结样水疱或严重的疼痛等。多种化疗药物可引起手足综合征，其中氟尿嘧啶类药物最为常见，与药物的累积剂量有关，停药后一般不再进展。手足综合征症状较轻者通常不需处理，症状严重时可行对症处理。注意手足卫生，避免日光暴晒和局部刺激，局部涂抹凡士林软膏，疼痛严重时可酌情服用镇痛药物。

4. 皮疹

皮疹的特征性表现为单形性红斑样斑丘疹、水疱或脓疱样病变，伴瘙痒或触痛，主要分布在皮脂腺丰富的部位如颜面部和躯干上部。皮疹一般出现在治疗后的 1~2 周，于 3~4 周达到高峰。皮疹的发展通常经历以下阶段，即感觉障碍伴皮肤红斑和水肿（第 0~1 周）、丘疹脓疱性皮疹（第 1~3 周）、结痂（第 3~5 周）及红斑毛细血管扩张症（第 5~8 周）。

轻度皮疹患者可能无须任何形式的干预，亦可局部使用复方醋酸地塞米松软膏（皮炎平）、氢化可的松软膏（1% 或 2.5% 浓度）或克林霉素凝胶（10% 浓度）以及红霉素软膏。对皮肤干燥伴瘙痒者，可予薄酚甘油洗剂（每天 2 次）或苯海拉明软膏涂抹瘙痒的局部，不应因轻度毒性而更改化疗药物的剂量。2 周后再次评估，若情况恶化或无明显改善则按中度毒性处理。中度皮疹局部使用氢化可的松软膏（2.5%）或红霉素软膏，并口服氯雷他定。对皮肤干燥伴瘙痒者，可予苯海拉明软膏或复方苯甲酸软膏涂抹瘙痒的局部，有自觉症状者应尽早口服米诺环素 100mg、每日两次口服。2 周后再行评估，若情况恶化或无明显改善则按重度毒性处理。重度皮疹的干预措施基本同中度皮疹，但药物剂量可适当增加，必要时可予冲击剂量的甲泼尼龙，可减少化疗药物的剂量；若合并感染，则选择合适的抗生素进行治疗，如头孢呋辛 250mg、每日两次口服。若 2～4 周后不良反应仍未充分缓解，则考虑暂停用药或中止治疗。

（二）口腔黏膜炎

1. 不良反应临床表现

口腔黏膜炎是某些化疗药物的常见剂量限制性毒性反应，通常伴有疼痛，可能造成营养摄入障碍或继发感染，影响患者的生活质量。引起黏膜炎的化疗药物主要是抗代谢药物，如作用于细胞周期 S 期的氟尿嘧啶、甲氨蝶呤、阿糖胞苷等，发生率为 20%～50%；其他细胞毒性药物如羟基脲及丙卡巴肼等偶尔也可引起黏膜炎。口腔黏膜炎的发生率和严重程度与药物剂量和给药方式有关，高剂量化疗或持续给药的情况下黏膜炎的发生率明显增加，造血干细胞移植前接受高剂量化疗患者的黏膜炎发生率高达 80%，其中 75% 为 3～4 级口腔黏膜炎。头颈部肿瘤接受同步放化疗的患者治疗过程中都可能出现不同程度的口腔黏膜炎。影响口腔黏膜炎发生的其他因素还包括患者的易感性、年龄、营养状况、不良口腔卫生习惯、不合适的义齿、唾液腺功能障碍等。

2. 西医处理

（1）冷冻疗法

化疗药物滴注期间口含冰块，减少口腔黏膜血供从而降低局部药物浓度。静脉推注氟尿嘧啶的患者，可以应用 30 分钟口腔冷冻疗法预防口腔黏膜炎。

（2）药物治疗

①角化细胞生长因子 1（KGF-1）：重组角化细胞生长因子 1（palifermin，帕利夫明）可以减少大剂量化疗诱发的口腔黏膜炎的发生率和严重程度，是目前唯一经美国食品药品监督管理局（FDA）和欧洲药品管理局认可的用于口腔黏膜炎的药物。

②盐酸苄达明：系一种非甾体抗炎药，它可抑制肿瘤坏死因子-α 和白介素-1β 等促炎性细胞因子的产生。研究显示接受 >5Gy 放疗的头颈部肿患者，使用苄达明漱口水可降低口腔黏膜炎的发生率和严重程度。

③镇痛药物：对于口腔黏膜炎引起的疼痛，可以使用吗啡、芬太尼透皮贴剂和多塞平等药物治疗。

（3）低剂量激光治疗

低剂量激光具有刺激组织再生、改善微循环的作用。对于 HSCT 前大剂量化疗 ± 全身放疗的患者和头颈部同步放化疗的患者，可以应用低剂量激光预防口腔黏膜炎。

第三节　中医药在化疗不良反应中的应用

中医药作为肿瘤内科治疗的重要组成部分，是我国抗癌治疗的一大特色，临床除了作为肿瘤不同阶段的辅助治疗手段，还用于缓解化疗后的各类不良反应，对减轻化疗患者痛苦、促进患者体质恢复，减少肿瘤复发和转移，提高治疗效果，延长生存期具有十分积极的意义。

《灵枢·决气》云："中焦受气取汁，变化而赤，是为血。"上述内容说明了脾胃为后天之本，气血生化之源。而《脾胃论》所云"内伤脾胃，百病由生"又阐述了脾胃功能减退与疾病产生的关联性。中医学认为脾胃功能受损，脾气不升，胃气不降，气逆于上而见恶心、呕吐；脾胃虚弱，气血生化不足，见贫血；气虚血少，血不养心，致心神失养见心悸、怔忡；血虚不能濡养筋脉，出现手足麻木；阴虚血少，血不荣发，见脱发等症。患者接受化疗后，毒邪侵入人体损伤肝肾、脾胃，造成机体内部热毒过盛，阴津亏虚，或气血不足，气血损伤，脾胃失调，肝肾亏虚，从而导致骨髓抑制（白细胞、血小板下降及贫血）、消化道不良反应（如纳呆食少、恶心呕吐、腹痛腹泻）、肝肾功能损伤及皮肤毒性等不良反应。

中药配合化疗的主要作用在于利用中医的综合调理，减少化疗的不良反应，增加疗效。《素问·经脉别论》说"饮入于胃，游溢精气，上输于脾，脾气散精，上归于肺，通调水道，下输膀胱。水精四布，五经并行，合于四时五脏阴阳，揆度以为常也"，讲述了脾胃在五脏津液输布上的作用。《脾胃论》云"人以脾胃中元气为本"，进一步说明了脾胃之气在人身体中的重要性。临床上可选用白术、党参、生山药等补脾气，北沙参、石斛、生地黄益胃阴；针对化疗中最易出现的消化道反应，如恶心、呕吐，可选用半夏、竹茹、香附、枳壳、大腹皮、佛手等理气降逆，用芡实、补骨脂、诃子温补脾肾，治疗腹泻；化疗可以造成患者的身体损伤，主要临床表现为神疲乏力、肢体软弱、心慌气短、眩晕、汗出较多、夜眠欠佳等症。

中医辨证为气血亏虚，宜选用红景天、生黄芪、太子参、天冬、麦冬、当归、白芍等益气滋阴养血，能明显改善症状；而鸡血藤、枸杞子、菟丝子、阿胶等养血育阴，能很好地改善贫血状况，升高血红蛋白、血小板、白细胞的数量，有效地防止骨髓抑制；而汗出较多时可选用玉屏风散益气固表止汗；如患者一般状况较差，则可适当加用滋补肝肾的药物，如女贞子、旱莲草。如药物引起肝损害，可加用炒柴胡、山栀、白芍等帮助恢复肝功能。

除了传统中药治疗外，中医非药物外治法对恶性肿瘤等危重病症，也能显示其独特的疗效。针灸疗法用于肿瘤是一个相对较新的领域，近年来引起了国内外的高度关注，已开展了一系列针灸防治肿瘤术后及放化疗后不良反应的研究，发现针灸既可以缓解肿瘤引起的临床症状如疼痛、肠梗阻、腹胀、呃逆，又可以改善放化疗后及术后的不良反应如恶心呕吐、骨髓抑制、尿潴留、胃瘫等。2016 年 6 月 16 日至 17 日，美国国家癌症研究所（National Cancer Institute，NCI）举办了"针灸对于癌症症状管理"的研讨会，讨论了针灸的基本机制，分析了癌症患者的需求及安全性问题，综合评价了目前针灸在肿瘤学研究中的试验和科学证据、研究空白及方法学上的挑战，并于 2017 年发布了《会议共识：针灸的科学机制、临床研究证据以及进一步研究的展望》。美国国家癌症研究所（NCI）在共识中明确指出，针灸可治疗癌症患者出现的诸多症状，在临床中主要用于癌痛（pain）特别是乳腺癌患者芳香酶抑制相关关节痛、放化疗所致恶心呕吐（nausea/vomiting）、癌因性疲乏（fatigue）、潮热（hot flashes）以及化疗所致周围神经病变（CIPN）。

中医药减轻化疗所致不良反应的作用是肯定的，它可以提高患者对化疗的耐受，提高依从性。但值得注意的是，由于患者体质的不同，各个不良反应出现的严重程度亦有所差别，故还应根据患者的体质不同，把辨证施治作为最基本的治疗原则。

第二章　中医论治化疗药物不良反应经验

第一节　血液系统不良反应

一、中医病名与病因病机

化疗药物所致血液学毒性主要为骨髓抑制，通常表现为白细胞或粒细胞减少、贫血、血小板减少及出血。骨髓抑制不仅延缓化疗进程从而影响治疗效果，还会导致并发症危及患者生命。骨髓抑制目前尚无对应的中医病名，因其主要临床表现为面色苍白、头晕乏力、腰膝酸软、心悸、气短、出血及易感染并出现发热症状等，可将其归为中医学的"血虚证""血证""虚劳""内伤发热"等范畴。

化疗所致骨髓抑制的发生与正虚及感邪两个方面有关，机体正气亏虚不能抵抗邪毒是骨髓抑制的发病内因，而化疗药毒入侵机体为其发病外因。化疗药物现多被归为"药毒"，其不但会破坏骨髓微环境，损伤骨髓，使肾精亏虚，血液生化乏源，还会引起胃肠黏膜损伤，导致脾胃运化失司，气血生化乏源。

化疗所致骨髓抑制的基本病机主要是药毒侵袭、损伤气血。"气为血之帅""血为气之母",气虚无力推动血行,阴虚血少,阳虚生内寒,加之邪毒内蕴,气血不畅,毒瘀互结。病性多虚,主要与脾、肾二脏关系密切。肾为先天之本,主骨、藏精生髓,脾为后天之本、气血生化之源。脾虚不能化生气血,肾虚生髓无力,则精虚血少;血虚则机体失于濡养而见疲倦乏力、面色少华、头晕耳鸣、心悸气短;正气不足,邪毒内侵,正邪相争而导致发热,或气血亏虚,正气不足,阴火内生而致发热;出血常因脾不统血、阴虚内热、血热妄行等因素所致。

二、辨证论治

化疗所致骨髓抑制主要表现为白细胞或粒细胞减少、感染、贫血、血小板减少及出血。临床无特异性,诊断主要依据症状、体征、血象及化疗病史等,实验室检查有助于确诊。

(一)气血亏虚

证候特点:倦怠乏力,面色少华,心悸失眠,头晕目眩,纳差,自汗,舌质淡,脉细弱。

治法:补益气血。

推荐方剂:八珍汤。

常用药物:人参、白术、茯苓、熟地黄、白芍、当归、川芎、甘草等。

（二）脾肾阳虚

证候特点：面色㿠白，唇甲不荣，气短乏力，畏寒肢凉，四肢浮肿，腰膝酸软，消瘦纳呆，小便清长，舌淡胖，苔白，脉沉细。

治法：温补脾肾。

推荐方剂：右归丸。

常用药物：肉桂、附子、鹿角胶、杜仲、菟丝子、山茱萸、熟地黄、枸杞子、当归等。

（三）肝郁脾虚

证候特点：心烦易怒，善太息，厌厌不欲饮食，疲倦乏力，心悸失眠，头晕目眩，双胁下胀痛，大便溏结不调，舌淡胖，苔白腻，脉弦细。

治法：疏肝解郁，健脾益气。

推荐方剂：疏调生血汤（国医大师张震研究员方）。

常用药物：柴胡、香附、郁金、丹参、川芎、枳实、白芍、白术、茯苓、山药、淫羊藿、薄荷、黄芪、当归、熟地黄、党参、黄精、补骨脂、鹿角胶、枸杞子、女贞子、菟丝子等。

（四）瘀血内阻

证候特点：形体消瘦，胸胁胀痛痞闷，神疲乏力，面色黧黑，午后发热，肌肤甲错，手足心热，大便干结，月经不调，舌红或紫，苔薄，脉涩。

治法：活血化瘀。

推荐方剂：膈下逐瘀汤。

常用药物：五灵脂、当归、川芎、桃仁、牡丹皮、赤芍、乌药、延胡索、香附、红花、枳壳、甘草等。

（五）肝肾阴虚

证候特点：头晕眼花，目涩，视物不清，口干舌燥，心烦失眠，耳鸣耳聋，腰膝酸软，五心烦热，遗精，月经不调，皮肤紫斑，舌红少苔，脉弦细。

治法：滋补肝肾。

推荐方剂：六味地黄丸合当归补血汤。

常用药物：熟地黄、山茱萸、山药、泽泻、茯苓、牡丹皮、当归、黄芪等。

三、治疗

（一）单味中药治疗

单味中药治疗化疗后骨髓抑制以补气、补血、健脾及补肾类药物最为常见。

1. 按照中医治则划分

（1）补血药多用阿胶、鸡血藤、熟地黄、当归等。

（2）补气药多用黄芪、参类（含人参、党参、太子参、西洋参）等。

（3）补肾药多用淫羊藿、巴戟天、益智仁、制何首乌、补骨脂、锁阳、鹿茸、桑椹、枸杞子、杜仲、女贞子等。

（4）补脾药多用白术、山药、茯苓、党参、黄芪等。

2. 按照血细胞类别划分

（1）作用于白细胞的中药有黄芪、黄精、枸杞子、女贞子、五味子、鸡血藤、淫羊藿、金银花、紫花地丁、石韦、太子参、冬虫夏草、夏枯草、人参、西洋参、白术、生地黄、熟地黄、丹参、阿胶、鹿角胶、山茱萸、补骨脂、灵芝、三七。

（2）作用于红细胞、血红蛋白的中药有党参、太子参、鹿茸、龟甲、紫河车、鸡血藤、枸杞子、龙眼肉、锁阳、巴戟天、人参、当归、生地黄、熟地黄、阿胶等。

（3）作用于血小板的中药有紫河车、黄芪、鹿角胶、黄精、旱莲草、仙鹤草、沙参、麦冬、五味子等。

（二）中成药治疗

1. 地榆升白片

功效：气血双补。主治：白细胞减少症。

2. 再障生血合剂

功效：健脾补肾，补气养血。主治：贫血、白细胞减少属脾肾两虚者。

3. 贞芪扶正胶囊

功效：补气养阴。主治：化疗后骨髓抑制，属久病虚损、气阴不足者。

4. 益髓生血胶囊

功效：温阳益气化瘀，补肝益肾健脾。主治：骨髓抑制属脾肾阳虚者。

5. 再造生血片

功效：滋阴补肾，补气生血，活血止血。主治：骨髓抑制属气血两虚者。

6. 复方皂矾丸

功效：温肾健髓，益气养阴，生血止血。主治：全血细胞减少。

7. 益血生胶囊

功效：健脾补肾，生血填精。主治：骨髓抑制属脾肾两虚、精血不足者。

8. 芪胶升白胶囊

功效：补血益气。主治：白细胞减少属气血两虚者。

9. 复方阿胶浆

功效：补气养血。主治：贫血属气血两虚者。

10. 参芪扶正注射液

功效：补中益气。主治：贫血属肺脾气虚者。

11. 参麦注射液

功效：益气固脱，养阴生津。主治：骨髓抑制属气阴两虚者。

12. 参附注射液

功效：回阳救逆，益气固脱。主治：骨髓抑制属阳虚者。

13. 康艾注射液

功效：益气扶正。主治：骨髓抑制属气虚者。

14. 黄芪注射液

功效：益气养元，扶正祛邪。主治：骨髓抑制属气虚者。

（三）中医外治法

1. 灸法

灸法具有疏通经络、扶正祛邪、调整阴阳的作用。

（1）艾灸

气海、关元、足三里穴，每穴每次 30 分钟。

（2）隔药灸

取附片、血竭、当归、干姜、肉桂、冰片、黄芪等份，研细末，适量敷脐，外用艾条灸治，每日 1 次，每次 1 小时。

（3）雷火灸

打开灸盒中部并将备用大头针插入盒口小孔以固定植物柱，点燃植物柱顶端后将火头对准目标灸治部位（距离皮肤 2～3cm、其间保持植物柱火红），灸至皮肤发红、深部组织发热（避免烫伤）。具体取穴：神阙、关元、气海、脾俞、肾俞、足三里、三阴交。

（4）隔姜灸

背部大椎、膈俞（双）、胃俞、肾俞、脾俞；次日取气海、关元、足三里（双）、三阴交交替施灸。

2. 穴位注射

取地塞米松磷酸钠注射液，在双侧足三里穴位隔日交替进行穴位注射，每日 1 次，每次 5mg。

3. 穴位贴敷

生血方药物组成：生黄芪、当归、炒白术、茯苓、山药、鸡血藤、黄精等。选取穴位：脾俞（双）、肾俞（双）、足三里（双）。

4. 穴位埋线

埋线穴位取双侧足三里穴与双侧肾俞穴。

四、典型病例

病例 1

朱某，女，59 岁，昆明呈贡人。

确诊卵巢癌 2 年，经过 3 次化疗后查白细胞 $1.5 \times 10^9/L$，中性粒细胞 $0.8 \times 10^9/L$，症见畏寒怕冷，纳差反酸，舌淡胖，脉沉细弱。辨证：脾肾两虚。治以健脾补肾，方用疏调生血汤加减：黄芪 30g，当归 10g，熟地黄 10g，党参 20g，黄精 30g，补骨脂 20g，枸杞子 30g，女贞子 20g，菟丝子 20g，鹿角胶 20g，鸡血藤 30g，柴胡 10g，香附 10g，郁金 10g，枳实 15g，白芍 20g，白术 20g，茯苓 30g，山药 30g，淫羊藿 20g，生甘草 10g。共 7 剂，日 1 剂，分 3 次口服，水煎服。

1 周后畏寒纳差较前改善，复查白细胞 $2.8 \times 10^9/L$，中性粒细胞 $1.2 \times 10^9/L$，续服 2 周后复查白细胞 $3.4 \times 10^9/L$，中性粒细胞 $2.1 \times 10^9/L$。

病例 2

刘某，男，89 岁，昆明人。

确诊前列腺癌 10 年余，既往经过数十次化疗，白细胞 $3.1 \times 10^9/L$，中性粒细胞 $1.6 \times 10^9/L$，血小板 $69 \times 10^9/L$，症见畏寒肢冷，食少腹胀，小便频数，舌淡胖，脉沉细弱。辨证：脾肾两虚。治以健脾补肾，方用加味龟鹿二仙胶。药物如下：龟甲 15g，鹿角霜 6g，太子参 15g，枸杞子 15g，仙茅 9g，淫羊藿 15g，黄芪 30g，茯苓 20g，白术 20g，甘草 5g。14 剂，日 1 剂，分 3 次口服，水煎服。

2 周后复查白细胞 3.5×10^9/L，中性粒细胞 2.0×10^9/L，血小板 78×10^9/L。

病例 3

张某，女，52 岁，昭通人。

确诊乳腺癌 2 年余，2 次化疗后查白细胞 1.3×10^9/L，中性粒细胞 0.8×10^9/L，血红蛋白 92g/L，血小板 89×10^9/L，症见食少腹胀反酸，面色少华，肢体乏力，自汗，舌质淡，脉细弱。辨证：气血亏虚。治以益气养血，方用当归补血汤加减。药物如下：黄芪 30g，当归 6g，川芎 10g，阿胶 15g，白术 20g，茯苓 30g，甘草 10g。14 剂，日 1 剂，水煎服，分 3 次空腹口服。

2 周后复查白细胞 3.2×10^9/L，中性粒细胞 2.1×10^9/L，血红蛋白 108g/L，血小板 95×10^9/L。

病例 4

刘某，男，56 岁，宣威人。

确诊肺癌 1 年余，3 次化疗后查白细胞 2.5×10^9/L，中性粒细胞 1.1×10^9/L，症见神疲乏力，纳差恶心反酸，舌质淡，脉沉细。予地塞米松磷酸钠注射液双侧足三里隔日交替进行穴位注射，每日 1 次，每次 5mg，共 5 天。

患者恶心反酸较前减轻，2 周后复查白细胞 3.0×10^9/L，中性粒细胞 1.8×10^9/L。

第二节　消化道不良反应

一、化疗后恶心呕吐

（一）中医病名与病因病机

中医古籍中没有关于化疗相关恶心呕吐的描述，根据其临床表现可以归属于"呕吐"的范畴。中医学普遍认为，呕吐由于胃失和降、胃气上逆所致，是以饮食、痰涎等胃内容物从胃中上涌，自口而出为临床特点的一种病证。化疗后患者往往出现恶心呕吐，食少纳呆，体倦乏力，食后或午后腹胀，大便异常（溏、烂、先硬后溏、时溏时硬），舌淡苔白，脉虚弱等症状。

中医学认为，化疗药物在治疗癌毒的同时也成为损伤机体的药毒之邪，能损伤脾胃，致使人脾胃虚弱，不能正常地受纳运化水谷，导致食物水湿停于胃中，脾胃升降失调，胃气上逆，发为呕吐。化疗所致恶心呕吐的病因为药毒之邪，基本病机为胃失和降、胃气上逆，病位在脾胃，以本虚为主。

（二）辨证论治

《景岳全书》指出："呕吐一证，当详辨虚实。"但肿瘤患者平素脾胃虚弱，再加上化疗药物偏性的影响，化疗后机体多处于正气亏虚状态。我们认为在临床上宜补益而不宜攻伐。针对其病因病机，采用健脾和胃、降逆止呕的治法，辨证分型如下。

1. 脾胃气虚

证候特点：恶心呕吐，食入难化，胃部痞满，舌苔白腻，脉虚弦。

治法：健脾益气，和胃降逆。

推荐方剂：四君子汤为基础方化裁，如香砂六君子汤。

常用药物：人参、白术、茯苓、木香、砂仁、陈皮、法半夏等。

2. 脾阳虚损

证候特点：恶心呕吐，形寒肢冷，喜温喜按，倦怠乏力，舌淡苔白，脉濡弱。

治法：温中健脾，和胃降逆。

推荐方剂：理中丸加减。

常用药物：白术、党参、炮姜、木香、厚朴等。

我们在长期中西医结合临床工作中，对化疗后脾阳虚损的患者，以理中丸为主方化裁治疗化疗副作用，取得了满意的效果。部分患者因久病或体质素虚，经化疗药的攻伐，伤及肾阳者，选用肾气丸、右归丸等培补元阳之品。

3. 气血两虚

证候特点：呕吐反复发作，饥不欲食，口咽干燥，舌红少津，脉细数。

治法：益气健脾，养血滋阴。

推荐方剂：十全大补汤加减。

常用药物：人参、白术、茯苓、炙甘草、当归、川芎、白芍、熟地黄、黄芪、肉桂、生姜、大枣等。

有报道十全大补汤不仅能减轻顺铂化疗后消化道毒性，还能拮抗其肝肾毒性、骨髓毒性，效果甚佳。

4. 脾虚湿困

证候特点：恶心呕吐，脘腹胀满，不思食水，舌苔白腻，脉濡。

治法：健脾益气，化湿和中。

推荐方剂：参苓白术散加减。

常用药物：人参、茯苓、白术、山药、白扁豆、莲子、薏苡仁、砂仁、桔梗等。

对于化疗后脾虚湿困型患者，采用健脾益气、化湿和中的参苓白术散化裁，有明显减少呕吐次数，缩短腹胀，恶心时间的作用，可与苍术二陈汤合用，以增强疗效。

5. 肝脾不和

证候特点：恶心呕吐，胸胁胀痛，嗳气食少，情绪不畅，舌淡红苔薄，脉弦细。

治法：疏肝和胃，降逆止呕。

推荐方剂：疏调汤合旋覆代赭汤加减。

常用药物：柴胡、香附、郁金、丹参、川芎、枳实、白芍、白术、茯苓、山药、淫羊藿、薄荷、旋覆花、代赭石、法半夏、人参、生姜、大枣等。

现代药理研究表明，旋覆花的有效成分倍半萜内酯类化合物具有显著的抗肿瘤活性，代赭石有良好的止呕作用，半夏的有机酸部位有明显的止呕作用，人参有效成分中的人参皂苷Rg3及人参多糖均有免疫调节及抗肿瘤的作用，生姜有止吐、抗肿瘤的作用。

昆明市中医医院肿瘤科是张震国医大师名医工作室，对于化疗后恶心呕吐的肝郁脾虚型患者常用张震国医大师疏调汤合旋覆代赭汤加减论治。

（三）治疗

1. 单味中药治疗

旋覆花有消痰行水、降气止呕的功效。研究表明，旋覆花煎汤有较好的止呕疗效。

2. 中成药治疗

研究表明，中成药单独或联合西医常规治疗能够较好地降低化疗后所致的胃肠道不良反应。中成药的优点在于可以随身携带，口感较好，患者易于接受，且中成药在药物选择上大多加入一些调和脾胃、扶正抗癌之物，可以提高机体的免疫力，同时可以防止化疗药物诱发胃肠道刺激。

常用药物：参苓健脾胃颗粒、健脾降逆口服液、养正消积胶囊、半夏茯苓胶囊等。

3. 中医外治法

（1）针刺

针刺疗法作为中医学中的一种重要外治法，其理论基础是中医学的经络学说，通过刺激经络上的腧穴，发挥调理全身的作用。目前，针刺在国内外用于治疗肿瘤化疗后恶心呕吐非常普遍，常用于癌症的辅助治疗，尤其在治疗恶心呕吐上具有作用迅速、副作用少等优势，且避免了药物首过效应，不与其他化疗药物冲突。因此，针刺治疗成为最佳的外治手段之一。

针刺治疗呕吐，治以和胃降逆，兼以健脾养胃、散寒、疏肝、导滞、化痰等。针刺以足阳明经、任脉及手厥阴经穴为主，针用或补或泻，寒者留针，热者疾刺或点刺出血，常用中脘、内关、足三里等。

（2）电针

电针是在传统针灸的基础上加入了低频脉冲电刺激，扎针得气后给予近似于人类机体生物电的微量电流，针刺和电流相结合，发挥舒筋活络、调和阴阳、扶正祛邪等功效。近年来，电针以其持续稳定的电刺激等优点备受关注，相关研究表明，联合电针治疗化疗后恶心呕吐疗效确切，安全度高，具有推广价值。

穴位电针刺激可以有效减少化疗后恶心、呕吐和干呕的发生频次，减轻其严重程度，还可以缩短恶心时间和减少呕吐量，增加患者对化疗的忍耐性，以助顺利完成化疗。

（3）耳针、耳穴压豆

耳针是采用针刺或其他方法刺激耳部穴位，达到防治疾病的目的。《太平圣惠方》载："耳，宗脉之所聚也，若精气调和，则肾脏强盛，耳闻五音，若劳伤气血……则耳聋，然五脏六腑十二经脉皆有络于耳。"以上内容皆强调耳穴与精气神、气血津液关系密切。研究表明，联合耳针治疗可减少化疗后恶心呕吐，价廉效佳。耳穴埋针常选取胃、神门、贲门、交感，配肝、脾、皮质下。

耳穴压豆是运用药豆对耳穴进行慢刺激，通过经络不断作用于全身，起到运行气血、调和阴阳、疏通经络及抗病御邪等功效。耳穴压豆一般采用王不留行子或白芥子贴压耳穴，通过刺激胃、神门、交感、内分泌及肝穴，起到理气降逆、温中止呕的功效。

（4）灸法

灸法是采用不同的原料熏灼体表一定部位或穴位，通过温热的刺激，激发经络之气，达到温经散寒、扶阳固脱、消瘀散结、防病保健目的的方法。《医学入门》强调："凡病药之不及，针之不到，必须灸之。"灸法的功效主要为温经通脉、补气助阳、温补脾胃、消瘀散结。化疗后恶心呕吐的部分患者体质较差，正气不足，阳气亏虚，多为虚寒之证，故灸法在临床上应用广泛。临床常用的灸法有温和灸、隔物灸、雷火灸、温针灸等，能够减轻化疗后恶心呕吐等不良反应。常选取中脘、足三里、神阙、内关、肝俞、期门、章门等穴。

（5）穴位贴敷

穴位贴敷是中医临床上较常用的外治手段，通过药物对皮肤的直接作用、药物渗透至相应肌理、穴位对病灶的直接作用而产生疗效，具有刺激气血运行、激发经气、疏通经络等作用，从而恢复脏腑经络气血功能，具有适应证广、用药安全、简单易学、疗效确切等优点。穴位贴敷中药以半夏、生姜、厚朴、陈皮、吴茱萸、丁香、柿蒂、五味子等为主。选穴常涉及足阳明胃经、任脉和督脉，取穴以中脘、内关、足三里、神阙、天枢最为常用。此法可降低肿瘤化疗后恶心呕吐等不良反应。

（6）穴位按摩

腧穴是脏腑经络气血输注于身体体表的特殊位置，作为经络在体表的反应，腧穴是疾病的反应点和针灸等治法的刺激点。穴位按摩属于物理疗法，通过一定的手法作用于人体穴位，借助物理的刺激激发经气，达到疏通经络、调和营卫、流通气血、阴平阳秘的目的。该方法简便安全，容易操作，患者可以自行学习使用，自我调理。该方法虽对于轻症患者效果可观，但恶心呕吐剧烈者，还需药物治疗。常选取内关、合谷、足三里等穴。

（7）穴位注射

穴位注射法是将西医学常用的药物注射法与中医学的腧穴－经络理论相结合而产生的一种全新疗法，即在经络、穴位或压痛点、皮下阳性反应物上，适度注射液体药物，以防治各类疾病的方法。临床常用的注射液有甲氧氯普胺注射液、维生素 B_6 注射液等。此法既有针刺对经络穴位刺激后的得气，又有药物等直接治疗作用，二者协同，更有利于恢复机体功能。常选用足三里进行穴位注射。

二、食欲减退

（一）中医病名与病因病机

食欲减退是指患者进食欲望减退，不欲进食的一种症状，同时可出现自觉胃脘部饱胀不适，纳呆少食等，隶属于中医学"痞满"的范畴。

中医学认为癌肿、积聚初起以邪实为主，正不虚，可不发病，渐渐邪气盛而损正，气血阴阳脏腑功能失调，气滞、痰湿、瘀血日久搏结，积聚而成。中医学理论认为，化疗药物多为"药邪""药毒"攻伐之品，药毒损伤脾胃，脾失健运，中焦气机不利，脾胃升降失司，引起乏力、不欲饮食。

中医学认为，食欲减退的主要病机为脾胃损伤，脾胃升降失常，受纳失司。脾主运化，胃主受纳，脾胃气虚，则运化腐熟功能减弱，导致食欲不振，食难消化。脾失健运，则痰湿内生，痰浊中阻，则气机运行不畅，致使水谷精微不能正常输布，影响消化吸收功能。

（二）辨证论治

化疗药物所致食欲减退，可为临床主诉，也可单独为兼症，与"痞""吐""呕"等关系密切，均由脾胃功能异常引起。根据其病因、病机，辨证首辨虚实。如《景岳全书·痞满》中所论述："凡有邪有滞而痞者，实痞也；无物无滞而痞者，虚痞也。有胀有痛而满者，实满也；无胀无痛而满者，虚满也。实痞、实满者，可散可消；虚痞、虚满者，非大加温补不可。"

《素问·通评虚实论》曰："邪气盛则实。"病机为邪实证，脾胃之气尚未亏损，或有轻度伤及，并未达到脾胃虚弱的程度。在临床中，多虚实兼夹，单纯虚实之证少见。治疗上多以祛邪为主，兼以补虚。

1. 饮食内停

证候特点：脘腹胀满，疼痛拒按，嗳腐吞酸，或呕吐，纳呆，大便不爽，臭如败卵，舌淡胖，苔厚腻，脉弦滑。

治法：健脾消食导滞。

推荐方剂：六君子汤加减。

常用药物：党参、白术、茯苓、陈皮、法半夏、焦山楂、神曲、炒麦芽、炒谷芽、黄连、莪术等。

2. 痰湿内蕴

证候特点：脘腹痞闷，痰多身重不爽，口气臭秽，大便黏腻不爽，舌淡胖，苔厚腻，脉滑。

治法：除湿化痰。

推荐方剂：平胃散合六君子汤加减。

常用药物：苍术、厚朴、人参、白术、茯苓、陈皮、法半夏等。

3. 肝郁气滞

证候特点：胃脘胀满，攻撑作痛，痛及两胁，情志不畅时更甚，或呕吐吞酸，嗳气频作，饮食减少，舌质淡红，苔薄白，脉弦。

治法：疏肝解郁。

推荐方剂：疏调解郁汤合越鞠丸加减。

常用药物：柴胡、枳实、郁金、丹参、川芎、白芍、白术、山药、香附、刺蒺藜、石菖蒲、佛手、甘松、神曲、栀子等。

4. 胃阴亏虚

证候特点：胃脘隐隐灼痛，咽干口燥，心烦少寐，大便干结，手足心热，舌红或有裂纹，苔少，脉细弦。

治法：养阴益胃。

推荐方剂：麦门冬汤加减。

常用药物：麦冬、法半夏、人参、甘草、粳米、大枣等。

（三）治疗

1. 单味中药治疗

神曲健脾和胃，消食化积。用于饮食停滞，消化不良，脘腹胀满，食欲不振，呕吐泻痢。研究表明酵母菌为中药神曲中的主要有益菌，神曲具有对肠道菌群的调整作用并可促进损伤肠道组织的恢复。

2. 中成药治疗

曲麦枳术丸

功效：健脾消食。

主治：脾虚停滞，脘腹痞满，倒饱嘈杂，不思饮食。

3. 中医外治法

（1）针刺

化疗所致食欲减退属"痞满"范畴，而历代中医古籍文献中治疗痞满腧穴较多，根据《脾胃论》"内伤脾胃，百病由生"，而注重以胃为本，而肿瘤患者久病，或加以药毒攻伐，正气亏虚，邪气聚于内，多表现为本虚标实。因此，根据补中益气、健脾扶正治法，选用足三里、中脘及神阙为主穴，并根据辨证论治配合运用其他腧穴——脾俞、肾俞及关元以温补脾肾，使脾阳有所根本，肾水有所制；气海、三阴交则疏肝理气，解郁宽中，使气机升降平衡，气血津液代谢畅而不滞，散而不郁。

芒针沿胃围刺：芒针因其针具细长如麦芒而得名，系由《黄帝内经》"九针"中的长针发展而来。芒针疗法针法独特，可疏导脏腑经络气血，并通过经络感传使气至病所，达到普通毫针治疗难以企及的效果。芒针沿胃围刺治疗食欲减退融入了西医学的解剖学知识，沿着胃的体表投影边缘围刺。重点刺激中脘、建里、腹哀、大横、章门等胃周穴位，用规格为75mm的毫针刺入，进针得气后缓慢深入并施大幅度捻转以刺激胃的上下蠕动，可将胃内容物迅速排空，产生饥饿感。

（2）穴位贴敷

选穴：中脘、神阙、内关及足三里。

神阙穴为冲脉、任脉、督脉三经经气聚集之所，能够贯通上下、沟通表里。足三里和中脘分别为胃经合穴和募穴，持续刺激足三里和中脘，可以调整脾胃气血阴阳，常被选用治疗厌食、食欲减退等症。足三里属于足阳明胃经腧穴，属于胃的下合穴，刺激足三里可以调节胃肠运动、补益中焦，常与内关穴相配合，降胃气、止呃逆、健脾和胃。内关属于手厥阴心包经的穴位，与阴维脉相通，能够治疗恶心、呕吐及食欲不振等消化道反应。上述四穴位合用，能够畅达六腑气机，促进脾胃运化。

（3）舌底静脉放血

舌下静脉怒张可以累及舌根部、咽部和咽部周围的血管，引起恶心、呛咳而致食欲减退。嘱患者张口翘舌，观察其舌下静脉有无怒张或颜色加深（临床观察有的患者舌下静脉迂曲如珠），若舌下静脉怒张明显而色紫黑，可用三棱针或 2mL 注射器针头点刺，使其出血，并嘱患者用力呱舌向外吐出瘀血。

三、化疗相关性腹泻

（一）中医病名与病因病机

化疗相关性腹泻为西医病名，中医古籍中并无"化疗相关性腹泻"的记载，从其症状来讲，当属"泄泻"范畴。其病变部位主要在大肠，与肝、脾、肾等功能失调有关。

病因为化疗药物即中医学所说的毒邪，中医学认为脾气虚弱是本病的主要病机。本病多以本虚标实为主，脾胃气虚为本，尤其是化疗药物耗伤人体正气，损伤脾胃，脾失健运，胃失和降，水谷不化，生湿化热，清气不升，浊气下注大肠，大肠传导功能失常而发病。《景岳全书·泄泻》指出："泄泻之本，无不由于脾胃。"肿瘤患者大多年老体弱，且患病日久，正气已亏，气虚阳衰，化疗后脾胃更加虚弱，而脾胃为人体气机升降之枢纽，共同主宰着人体气机的升降运动，脾虚运化失常，大肠传导失司，形成脾、胃、肠等脏腑功能失调。

（二）辨证论治

我们在临床上常结合病因病机将化疗相关性腹泻分为脾胃气虚型、湿邪困脾型、脾肾阳虚型、肝脾不和型和湿热内蕴型等，进行辨证论治。以益气健脾为本病的基本治法，扶正为先。

1. 脾胃气虚

证候特点：气短懒言，神疲乏力，纳呆食少，大便溏薄，完谷不化，舌质暗淡，苔薄白，脉细弱。

治法：益气健脾。

推荐方剂：参苓白术散、六君子汤、补中益气汤等加减。

常用药物：人参、党参、黄芪、白术、山药、茯苓、陈皮、法半夏、砂仁、甘草等。

2. 湿邪困脾

证候特点：泛泛欲吐，倦怠乏力，嗜睡，口干不欲饮，大便溏垢，舌质暗，苔厚白腻，脉濡细。

治法：淡渗利湿。

推荐方剂：升阳益胃汤加减。

常用药物：苍术、白术、陈皮、厚朴、法半夏、石菖蒲、木瓜、炒谷芽、炒麦芽、神曲、六一散、生姜等。

3. 脾肾阳虚

证候特点：神疲倦怠，四肢不温，面色苍白，舌淡胖，苔白，脉细弱。

治法：健脾温肾。

推荐方剂：四神丸合理中汤加减。

常用药物：吴茱萸、五味子、肉豆蔻、党参、炒白术、补骨脂、广木香、黄连、诃子、干姜、赤石脂、车前子、芡实、石榴皮等。

4. 肝脾不和

证候特点：胸胁胀痛，嗳气食少，肠鸣腹痛，泻后痛缓，每因抑郁恼怒或紧张而发作，舌质淡，苔薄白，脉弦细。

治法：疏肝理气，健脾止泻。

推荐方剂：疏调汤加减。

常用药物：柴胡、香附、郁金、丹参、川芎、枳壳、白芍、炒白术、茯苓、淫羊藿、薄荷、甘草、芡实、山药、石榴皮、赤石脂、补骨脂等。

5. 湿热内蕴

证候特点：泄泻腹痛，泻下急迫，或泻而不爽，粪色黄褐，气味臭秽，肛门灼热，或身热口渴，小便短黄，苔黄腻，脉滑数或濡数。

治法：清肠利湿。

推荐方剂：葛根芩连汤加减。

常用药物：葛根、黄芩、黄连、甘草、金银花、马齿苋、薏苡仁、厚朴、茯苓、泽泻等。

（三）治疗

1. 单味中药治疗

党参味甘，性平。党参可补中益气，和胃生津，祛痰止咳。用于脾虚食少便溏。

2. 中成药治疗

（1）参苓白术丸、香砂养胃丸、小建中颗粒

功效：益气健脾。主治：脾胃虚弱型腹泻。

（2）藿香正气口服液或藿香正气水

功效：解表散寒，芳香化浊。主治：风寒或寒湿型腹泻。

（3）香连丸、复方黄连素片

功效：清化湿热。主治：湿热或暑湿型腹泻。

（4）舒肝丸、逍遥丸、痛泻宁颗粒、枳术宽中胶囊

功效：调和肝脾。主治：肝气乘脾型腹泻。

（5）四神丸、附子理中丸

功效：温肾健脾，固涩止泻。主治：肾阳不足型腹泻。

3. 中医外治法

中医外治法操作简单方便，可接受程度高，可以避免中药汤剂可能导致的胃肠道反应，临床常选用以下外治法治疗化疗相关性腹泻。

（1）艾灸

艾灸是中医学传统外治方法之一，具有温中散寒、扶正固本之效。肿瘤患者因癌毒侵袭，正气渐亏，而化疗所致的呕吐、腹泻等消化道反应，又令脾胃阳气虚损加重，气血化生乏源，故多有虚寒之象。艾灸有温经散寒、扶阳固脱、升阳举陷之功。临床常选用温阳固脱、健脾补肾的要穴，如神阙、关元、足三里等。

（2）穴位贴敷

临床也通过中药穴位贴敷来治疗化疗相关性腹泻，尤其对脾胃虚寒证的患者效佳。可用丁香温中散寒，肉桂温补命门，诃子、肉豆蔻固涩止泻。

（3）热罨包

临床还用热罨包治疗化疗相关性腹泻，常选择脐部神阙，它作为冲、任、督三脉交会之处，具有温通元阳、健脾和胃、

补虚泻实的效果。西医学亦有证据表明：脐在人体发育中为腹壁最后闭合处，其表面角质层最薄，药物易穿透吸收。

四、化疗药物所致便秘

（一）中医病名与病因病机

便秘也是化疗药物所致常见不良反应之一。中医古籍中没有关于化疗药物所致便秘的记载，根据其临床表现，归属于"便秘"范畴。便秘之症首见于《黄帝内经》，其称便秘为"后不利""大便难"。汉代张仲景所著《伤寒杂病论》称便秘为"脾约"。《景岳全书·秘结》将便秘分为阳结、阴结。而"便秘"一名首见于清代沈金鳌所著《杂病源流犀烛》，并沿用至今。"大肠者，传导之官，变化出焉"，故化疗后便秘的病位主要在大肠，涉及脾胃、肝肾，属虚实夹杂之证。

便秘的基本病机为大肠通降不利，传导失司。中医学观点认为恶性肿瘤患者因久病伤阴、体质虚弱、阴虚内热，引起津液不足；同时气血耗损，元气虚衰，正气不足以抵挡外邪，致使邪气愈盛，正气愈衰，从而引起肠燥便秘；而化疗药物属于中医学的"药毒"，侵袭人体后主要伤及脾肾，肾为先天之本，脾为后天之本，两脏受损，元气大伤，故推动无力，大肠传导失司，导致便秘；脾胃运化失常，津液不得四布，阴虚津枯不能濡润大肠，肠失濡润而引起便秘。化疗药物易伤阴耗气，气虚推动乏力、津亏失濡润，体内气机不利，腑气郁滞，通降失常，大肠传导失司，引起便秘。而气虚、津亏、气滞、血虚常并见。

（二）辨证论治

化疗所致便秘与普通便秘比较，有两个主要的特点：一是便秘的发生有化疗这样可以预知的病因，在此病因侵袭机体前或同时使用中药，能够预防便秘的发生；二是恶性肿瘤患者多有正气不足的病理基础，所以治疗中应注意扶助正气。

我们在临床上常结合病因病机将化疗药物所致便秘分为气滞为主的便秘、气虚为主的便秘、血虚为主的便秘和阴虚为主的便秘，进行辨证论治。临床上亦可见各种兼夹证型。

1. 气滞为主的便秘

证候特点：大便干结或不甚干结，排便不爽。腹胀或伴腹痛，肠鸣矢气，情绪不畅时加重。胸胁痞满，嗳气频作。舌暗红，苔薄，脉弦。

治法：疏调气机，润肠通便。

推荐方剂：常用疏调通便方（张震国医大师）。

常用药物：柴胡、香附、郁金、白芍、生白术、茯苓、杏仁、厚朴、郁李仁、火麻仁、肉苁蓉、枳实。

兼见气虚者，加黄芪、党参，黄芪益气固表，补气升阳，党参补中益气、健脾益胃，二药合用，补气之效大增。兼见血虚者，加当归，补血活血、润燥滑肠、调经。久病气血不足，阴液亏损，身形瘦弱，大便干结数日一行，或肠道蠕动无力，排出困难者，用当归 50 ~ 100g，即能起效。兼见津亏者，加生地黄、麦冬、玄参。生地黄滋阴润燥，清肺热，生津滑肠；

麦冬清热养阴，益胃生津，抑心火；玄参清热凉血，滋肾阴，降肺火。

2. 气虚为主的便秘

证候特点：大便不硬，虽有便意，但排便费力，腹中隐隐作痛，喜揉喜按，用力努挣则汗出短气，便后乏力，神疲懒言。舌淡，苔白，脉弱。

治法：健脾益气润肠。

推荐方剂：黄芪汤（《金匮翼》）加减。

常用药物：黄芪、生白术、火麻仁、陈皮、白蜜等。

乏力汗出者，加党参、白术；气虚下陷脱肛者，加升麻、柴胡；纳呆食积者，可加莱菔子。

3. 血虚为主的便秘

证候特点：大便干结，排便困难，面色少华，头晕目眩，心悸气短，口唇色淡。舌质淡，苔薄白，脉细弱。

治法：滋阴养血，润燥通便。

推荐方剂：润肠丸（《沈氏尊生书》）加减。

常用药物：当归、生地黄、火麻仁、桃仁、枳壳等。

头晕者，加熟地黄、桑椹、天麻；气血两虚者，加黄芪、生白术。

4. 阴虚为主的便秘

证候特点：大便干结如羊屎状，潮热盗汗，手足心热，两颧红赤，口干少津，形体消瘦，头晕耳鸣，心烦少眠，腰膝酸软。舌质红，有裂纹，少苔，脉细。

治法：滋阴润燥。

推荐方剂：增液汤（《温病条辨》）加减。

常用药物：玄参、麦冬、生地黄、火麻仁、当归、沙参、石斛等。

大便干结者，加火麻仁、杏仁、瓜蒌仁；口干者，加玉竹、石斛；烦热少眠者，加女贞子、旱莲草、柏子仁。

（三）治疗

1. 单味中药治疗

大剂量生白术治疗便秘有一定的临床疗效。白术通便，与传统之攻下、润下等有所不同，称之为运脾通便或曰"运下"。白术在治疗便秘时，宜生用、重用。生用是为了减少脂的损耗，因为脂能润肠通便；重用是大剂量使用时能促进胃肠的蠕动，且通便作用更明显。

2. 中成药治疗

（1）通腑合剂

功效：泄热通便，行气止痛。主治：用于腑实便秘。

（2）麻仁丸

功效：润肠通便。主治：肠热津亏所致的便秘。

（3）麻仁润肠丸

功效：润肠通便。主治：肠胃积热，胸腹胀满，大便秘结。

（4）通便宁片

功效：宽中理气，泻下通便。主治：实热便秘。

（5）枳实导滞丸

功效：消积导滞，清利湿热。主治：饮食积滞、湿热内阻所致的脘腹胀痛、不思饮食、大便秘结。

（6）清肠通便胶囊

功效：清热通便，行气止痛。主治：热结气滞所致的大便秘结。

（7）四磨汤口服液

功效：顺气降逆，消积止痛。主治：中老年气滞、食积证。

（8）芦荟通便胶囊

功效：润肠通便。主治：气阴两虚兼毒邪内蕴之便秘。

（9）木香槟榔丸

功效：行气导滞，攻积泄热。主治：积滞内停，湿蕴生热证。

3. 中医外治法

中医外治法治疗肿瘤化疗后便秘具有较好的临床疗效，有研究显示，中医外治在化疗相关性便秘的应用中占据较大比重，我们在临床中对于化疗所致便秘也常使用中医外治法。中医外治疗法临床操作简单易行，疗效显著，不良反应小，而且易于被患者接受，在肿瘤化疗后便秘的防治中有一定的治疗优势。常用中医外治法有中药灌肠、针刺、中药穴位贴敷、耳穴贴压等。

（1）中药灌肠

中药灌肠通过直肠给药使药物与肠道直接接触，充分发挥药物的治疗作用，清除血液中蓄积的毒素及过多的水分，通过渗透、吸收达到与口服用药同样的效果。

我们在临床中用中药灌肠治疗时，常选用大承气汤（生大黄、厚朴、枳实、芒硝）加黄芪、仙鹤草为基础，随症加减。也可在辨证基础上选用中药复方煎剂灌肠。

（2）针刺

针刺通过刺激腧穴起到激发经气、疏通经络、通调气血、调和脏腑的作用，对胃肠道的功能具有多方面的调整作用。

在用针刺治疗时，我们常选取天枢、大肠俞、支沟、上巨虚等穴。热者可加刺合谷、曲池、内庭；气滞者可加刺中脘、太冲；寒者可加刺关元；气虚者加针脾俞、胃俞、肺俞、气海；阴虚、血虚者可加足三里、三阴交。

（3）穴位贴敷

穴位敷贴就是将药物研末，用一定的溶媒调成膏状或者糊状，或将药物煎煮取汁浓缩后，加入赋形剂，制成糊状药膏，敷贴固定于选定穴位或脐部。同时可据证酌情考虑中药熨烫、摩腹等外治方法。临床上可在辨证基础上选择具有通便或理气作用的中药复方制剂。

敷贴药物的选择：①实证便秘：中药组方可包含大黄、芒硝、甘遂、冰片等。②虚证便秘：中药处方可包含肉桂、大黄、丁香、木香、黄芪、当归等。

敷贴穴位的选择：虚证便秘及实证便秘皆可选用神阙穴，此外，可根据证候不同选用相应的背俞穴。如实证便秘可选膈俞、脾俞、胃俞、三焦俞、大肠俞等；虚证便秘可选肺俞、膈俞、脾俞、肾俞、关元俞等。

（4）耳穴压豆

中医学经络理论认为，耳穴是人体内脏器官、四肢躯体在耳部的反应点,当人体内脏或躯体有病时,往往会在耳郭的一定部位出现局部反应。现代研究表明,耳郭神经纤维分布丰富,人体器官各部分在耳郭上均有一定的刺激反应区,通过刺激耳郭上的相应刺激点,可以疏通经络,运行气血,调节胃肠功能,防治化疗后便秘等疾病。

耳穴压豆常选用胃、大肠、直肠、交感、皮质下、三焦、便秘点等穴。

五、中医名家经验

(一)林洪生教授经验

中国中医科学院广安门医院林洪生教授在肿瘤的治疗中,强调分阶段规范化论治,针对化疗期间出现的不良反应多以健脾和胃、益气养血、滋补肝肾法为主,并强调先其病服药,以达到"未病先防"的目的,同时强调在治疗化疗后消化道不良反应中调理脾胃的重要性。

林教授认为脾胃以平为贵,治以调理为宜;脾主升,胃主降,脾主化,胃主纳,脾主湿,胃主燥;脏腑阴阳,以平衡为贵,宜健宜通,和畅为本,调理治之。

林教授在临床上重视健脾和胃,调理脾胃升降,以温胆汤为基础方,选用法半夏、竹茹、枳壳、大腹皮等理气降逆,党参、黄芪、炒白术、麦冬、北沙参、石斛等健脾和胃,培补气阴。恶心明显时加生姜以加强止呕效果;食欲不振、消化不良则加炒麦芽、焦神曲以助运,食欲的改善能助患者有充分的体力完成化疗；脾气不升，分化失利则腹泻，则在上方的基础上加炒芡实、诃子收敛固涩以求标本兼治；胃气不降，大肠传导失司则便秘，加厚朴、肉苁蓉以下气润肠。

（二）周岱翰教授经验

国医大师周岱翰教授认为恶性肿瘤经化疗后，证候复杂，寒热互见，对于化疗后病机复杂、脏腑功能紊乱的病证，以升降学说指导处方用药可起到执简驭繁、提纲挈领的作用。化疗导致消化道不良反应的总病机为胃气上逆致呕，湿浊下降而泻。周岱翰教授认为应用升降学说防治化疗致消化道不良反应，应从"脾升胃降""肝升肺降""心肾相交""水火相济"等脏腑升降特性，对药物性味归经及升降浮沉特性灵活应用方能奏效。具体药对应用如下。

1. 半夏、黄连

此药对出自《伤寒论》"心下痞"证，八卦中，天地不通曰"否"，"否"通"痞"，人体之痞，乃指机体气机升降逆乱，堵塞不通，而触之无形之证。"阴邪""下之"恰与化疗不良反应病机相符。"心下痞"证由误下伤胃，中焦气机不和所致，故虽有胀满、恶心、呕吐、腹痛等症状，但并非有形之实，紧贴病机。半夏味辛、性温，辛开散寒；黄连味苦、性寒，降火解毒。升降并用，调整气机。然半夏辛散力犹不足，临床常加用生姜或姜半夏以增温胃止呕之功。因黄连属大苦大寒之药，虽见舌红、口苦、脉弦等偏热之象，周老认为尚需谨护胃气为主，用 3~6g 为宜，可酌加竹茹、枇杷叶。

2. 旋覆花、代赭石

旋覆花味咸、性微温，归肺、胃经，功如其名，行水下气，转上逆之胃气下行。代赭石乃苦寒重镇走下之品，主入肝、胃经，平肝潜阳，令胃气行使降浊功能，使气归中焦。周老将其用于化疗后脘腹胀满兼嗳气、呃逆者，其病机为土虚木乘，土虚乃由化疗药物削伐所致，胃中虚，故肝气横逆，非代赭石等金石之品不能镇服，然重镇药物耗气伤津，故其用量非常讲究，体虚者可用旋覆花用量的 1/2，并加参、姜、枣、炙甘草等甘药健胃补虚。二药煎服法需注意，旋覆花包煎以免绒毛刺激，代赭石先煎 30~40 分钟，宜饭后服。

3. 春砂仁、白豆蔻

砂仁味辛、性温，归脾、胃经，长于化湿醒脾，气味芳香而浊，沟通中焦、下焦。周老认为化疗后脾虚湿盛呕吐、腹泻者，用春砂仁不仅温和中焦之力著，且气味醇厚，沉气下行，止肾虚冷泻。《本草求真》云："白豆蔻，本与缩砂密一类，气味既同，功亦莫别，然此另有一种清爽妙气，上入肺经气分，而为肺家散气要药。"周老以白豆蔻与春砂仁等份相须为用，各 6~10g，煎剂后下，上、中、下三焦气机通利，则胃腑湿浊痞结可消。

4. 熟附子、生大黄

附子味辛、性热，炮制去毒性，大黄味苦、性寒，用以泻下，两药药性相反相成。多程化疗后，虽有火痞舌脉，然化疗药物重伤阳气，导致卫阳不足，见大便数日不解、怕冷、虚汗出，此时上有心胃火痞，下见肾阳虚寒，需附子专煎扶阳、性浮，大黄轻泡泄热、祛寒凉，取沉性。此药对以温肾为主，泄热为次，升降浮沉，调和有序，尤为适合化疗后气机逆乱、寒热错杂之证。

（三）余国友教授经验

名老中医余国友教授指出，化疗的同时或在化疗后配合益气养阴、健脾和胃、补益肝肾、解毒散结等中医药治疗，可较好地减少化疗不良反应，有助于化疗的顺利进行，提高整体疗效。

余教授认为化疗期间消化道不良反应的中医基本病机是脾胃气机升降失司，邪蕴中焦，治疗常以健脾、和胃、降逆、燥湿药为主，如党参、茯苓、白术、陈皮、薏苡仁、竹茹、旋覆花、法半夏、苏梗、佩兰、神曲、焦山楂、鸡内金、炒谷芽、炒麦芽、木香、延胡索、肉豆蔻、山药、藿香、佩兰等。适当加用莱菔子、鸡内金等药，健脾胃、促消化、增食欲，同时常用茯苓、山药、薏苡仁、苍术、白扁豆等中药调节肠道菌群，有助于患者化疗后体质的康复。

（四）花宝金教授经验

中国中医科学院广安门医院花宝金教授善于治疗多种恶性肿瘤及并发症，其运用气机升降理论防治化疗所致延迟性恶心、呕吐的经验颇丰。花教授认为多数肿瘤患者自身已有脾胃不足，而部分化疗药物性寒，过用则寒邪客于中焦，加重脾胃虚损，影响人体的气机升降运动。在治法上重视脾胃，益气健脾与温中散寒相互结合，同时顾及他脏，顾及痰、瘀等病理因素。

花教授治疗化疗所致延迟性恶心、呕吐时尤其强调重视脾胃、辨明虚实。

1. 虚者以补益脾胃

对于临床表现兼有乏力、气短、咳嗽者，常以香砂六君子汤、补中益气汤为基础方加减；临床表现兼有喜暖畏寒、四肢不温，大便溏薄者，常以理中汤、吴茱萸汤为基础方加减；而对于同时进行放疗的患者，考虑放疗为"热毒"，常以沙参麦冬汤、生脉饮为基础方加减。

2. 实者以温中散寒

对于化疗期间兼有恶寒、泄泻、疼痛者，常以平胃散为基础方加减。

3. 虚实夹杂者处以和胃降逆

对于化疗期间兼有痞满、纳谷不馨的患者，常以半夏泻心汤、旋覆代赭汤为基础方加减。

花教授认为调理脾胃虽为治疗本病的关键，但其他脏腑亦影响人体气机的运转，故临床上应根据患者的兼症进一步遣方用药：①化痰利水：对于兼有咳嗽、胸闷、憋气、喘息的患者，以水饮停肺为主者，常用葶苈大枣泻肺汤、木防己汤、椒目瓜蒌汤为基础方加减；以痰湿内阻为主者，常用小半夏汤、三仁汤为基础方加减；以痰热内蕴为主者，常用小陷胸汤为基础方加减。②疏利肝胆：对于兼有胁满、呕吐、腹痛、低热、情志异常的患者，常以小柴胡汤为基础方加减。③通腑泄浊：对于兼有大便干结不畅、小便不利，病性属实的患者，前者常以承气汤为基础方加减，后者常以五苓散为基础方加减。花教授认为以上各法并非相互孤立，常须相互配合使用。

（五）林丽珠教授经验

林丽珠教授认为化疗后出现呕吐的患者，多表现为寒热错杂证、虚寒证、实热证及饮邪内阻证四大证型，分述如下。

1. 寒热错杂证

林教授认为肿瘤患者化放疗后呕吐中形成寒热错杂之痞证者所见最多。痞证既成，则中焦气机升降失常，呕吐、肠鸣遂至，同时多伴口干、舌苔黄白相兼，治疗予半夏泻心汤加减。法半夏、干姜之辛散，合黄芩、黄连之苦泄，同时佐以人参、大枣、甘草之扶正，与化疗致寒热错杂、脾胃亏虚的病机甚为合拍，临床屡试屡效。应用中需注意根据寒热的偏重适当调整半夏、干姜与黄芩、黄连的用量。

2. 虚寒证

林教授治疗化疗后虚寒证呕吐的患者常以"吴茱萸汤"为主方加减。林教授认为部分肿瘤患者脾胃虚寒、肝胃不和，化疗后多表现为头痛头晕，恶心欲呕，甚则呕吐，进食后呕吐更甚，舌淡、苔白、脉弦滑。临证治疗胃虚饮停夹肝气上逆所致的呕吐、头痛，以吴茱萸汤温肝暖胃化饮，屡获奇效。

3. 实热证

对于化疗后出现实热证的患者，林教授喜用《金匮要略》呕吐病篇中治疗"干呕而利"的黄芩加半夏生姜汤和治疗"食已即吐"的大黄甘草汤。方中黄芩、芍药清泻肝胆之相火，法半夏、生姜降胃气而止呕吐，临床加减用之常取得满意的疗效。临床所见，肿瘤患者因化放疗损伤脾胃，或止呕药物抑制胃肠蠕动，若素有胃肠蕴热的患者，多形成上则食已即吐、下则便秘的大黄甘草汤证，用之屡屡获效。

4. 饮邪内阻证

林教授认为饮邪内阻亦为引起肿瘤患者化疗后呕吐的重要因素之一。《金匮要略》云："诸呕吐，谷不得下者，小半夏汤主之。"又云："胃反，吐而渴，欲饮水者，茯苓泽泻汤主之。"临床见呕吐清稀水饮痰涎，舌淡苔水滑者用上方多获奇效。

（六）林毅教授经验

林毅教授根据脾虚及湿阻的程度不同，将化疗后恶呕反应辨证分型分为脾胃虚弱证、脾虚湿困证、湿阻中焦证、湿热内蕴证四大证型。根据具体病情，辨证施治，分述如下：

1. 脾胃虚弱证

主症：倦怠乏力，呕吐痞闷，不思饮食，脘腹胀痛，或气虚肿满，大便溏，舌淡，苔白，脉细。治以健脾益气养胃。方拟香砂六君子汤加减。药用：党参20g，白术15g，茯苓15g，山药15g，陈皮10g，法半夏10g，木香6g（后下），砂仁6g（后下），炒谷芽15g，炒麦芽15g，炙甘草5g，生姜3片。

2. 脾虚湿困证

主症：面色萎黄，饮食不化，胸膈痞闷，恶心呕吐，肠鸣泄泻，四肢乏力，舌淡，苔白腻，脉虚缓。治以健脾益气、渗湿和胃。方拟参苓白术散加减。药用：党参 15g，白术 15g，茯苓 15g，山药 15g，莲子 15g，薏苡仁 20g，砂仁 8g（后下），桔梗 10g，白扁豆 10g，姜竹茹 15g，苏梗 15g，炙甘草 5g。

3. 湿阻中焦证

主症：倦怠嗜卧，肢体困重，脘腹胀满，恶心呕吐，口淡无味，口干不欲饮，嗳气吞酸，纳差，大便溏，黏腻难尽，可伴有头痛、周身酸痛等不适，舌淡，苔白腻而厚，脉缓滑。治以燥湿运脾、芳香化浊、行气和胃止呕。方拟参苓平胃散合藿香正气散加减。药用：苍术 15g，厚朴 10g，陈皮 10g，白术 15g，茯苓 15g，藿香 15g，苏梗 15g，法半夏 10g，枳壳 10g，党参 15g，佩兰 10g，甘草 5g。

4. 湿热内蕴证

主症：上吐下泻，胸脘痞闷，心烦躁扰，口干口苦，身热不扬，小便短赤，伴或不伴有大便干结，舌红，苔黄腻，或黄厚而干，脉滑或数。治以清热化湿、理气和中。方拟连朴饮合茵陈蒿汤加减。药用：芦根 20g，黄连 10g，厚朴 10g，石菖蒲 15g，法半夏 15g，山栀子 12g，淡豆豉 10g，薏苡仁 20g，茵陈 10g，白术 15g，茯苓 15g。

临证上若偏脾阳虚者，见面色㿠白，口淡无味，喜饮温水，便溏等，可加用吴茱萸、干姜等；若阴津亏损见口干者，改党参为太子参；若偏脾气虚者，加用黄芪，并加党参用量；若腹胀便秘者，可加用莱菔子、枳实等行气通腑之品；热结便秘者加用大黄；吐泻转筋腹痛者，可加用木瓜化湿升清，舒筋缓急。

（七）郝迎旭教授经验

中日友好医院郝迎旭教授认为，临床上化疗引起恶心、呕吐的患者虚寒者较少，偏热者较多。呕吐的病机为胃失和降、胃气上逆，治疗以和胃降逆为法。常用方药有旋覆代赭汤、竹茹半夏汤、丁香柿蒂散等。脾胃虚寒者以香砂六君子汤加减，肝胃不和者以逍遥散加减，恶心干呕属热证者以橘皮竹茹汤加减，湿热恶心重者加黄连、法半夏，属寒证者以丁香柿蒂散加减。

（八）黄金昶教授经验

黄金昶教授在肿瘤临床实践中逐渐摸索出一套能快速改善患者食欲的方法，现总结如下。

1. 自拟金匮统元方

该方为黄金昶教授自拟方。方药组成：熟地黄 30g、山茱萸 20g、茯苓 12g、牡丹皮 10g、山药 15g、泽泻 10g、黄芪 30g、陈皮 10g、党参 10g、法半夏 10g、肉桂 10g、干姜 10g、竹茹 15g、旋覆花 10g、代赭石 20g、黄连 2g、吴茱萸 10g、生姜 5 片、大枣 5 个。水煎服，每日 1 剂，分 2 次服。该方在经方金匮肾气丸、半夏泻心汤、旋覆代赭汤、橘皮竹茹汤，时方六君子汤的基础上适当加减而成，脾肾双补，和胃降逆，适用于脾失健运、肝肾亏虚，痰湿阻胃，胃气上逆型食欲不振，症见不思饮食，乏力，恶心欲呕，无痰或少痰，消瘦，舌质淡暗、苔薄白，脉沉弦细。

2. 痰多食欲减退方

该方与金匮统元方互为补充。方药组成：代赭石 60g、旋覆花 15g，水蛭 6g，蜈蚣 8 条，生牡蛎 60g，海浮石 30g，党参 20g，鸡内金 15g，生麦芽 15g，苏子 10g，竹茹 15g，白茅根 30g。日 1 剂，水煎服。该方适用于痰涎壅盛夹肝气上泛型食欲不振，症见食欲不振，呕吐涎沫，舌质淡暗、苔白腻，脉弦滑。

黄金昶教授经多年临证积累，对癌症患者顽固性便秘的治疗有一定经验。临床常温阳与滋阴并重。

黄教授指出，苦寒之药，其性通降，久用则败胃害肝，中阳受损，肝失调畅，气机不行，疏泄失司，大便则不复行矣。治疗应当注重"煽风点火"与"增水行舟"之法。"煽风点火"是指应用温阳补气药物如白术、肉苁蓉、当归等，白术常大剂量应用（60～100g）。"增水行舟"即温病中经常提到的治法，常用玄参、麦冬、生地黄等，两法合用，常能收效。习惯性便秘者可用生白术 60～100g，当归 20g，生地黄 15g，肉苁蓉 30g，马齿苋 50g，败酱草 30g，牡丹皮 10g，黄芩 10g，炒薏苡仁 30g，葛根 30g 等。大便干燥者加芦荟 2～5g；非肠梗阻引起的便秘，应用天花粉 5g，番泻叶 10g，水煎服。

（九）周仲瑛教授经验

国医大师周仲瑛教授在临床上常以乌梅丸加减治疗食管癌化疗后腹泻，乌梅丸有清上温下之功，调和寒热之能，用之能使上热得清，下寒得温，阴阳调和。周老认为，该病特点为阴阳两虚、寒热错杂、上热下寒，其中又以阳气亏虚为著，阴液不足为次，故在组方用药时以温阳补虚为重点，同时适当配合养阴润燥之物。在治疗腹泻过程中，不忘癌毒阻于食管为致病之根，应用散结消癌药物。具体方药如下：乌梅15g、细辛9g、干姜9g、黄连6g、黄柏9g、制附子6g（先煎）、蜀椒9g、桂枝9g、党参15g、白芍10g、生地黄10g、枸杞子10g、鸡血藤20g、半枝莲30g、白花蛇舌草20g、红豆杉20g、山慈菇15g。

食管癌化疗除常发生腹泻外，尚可见其他毒副作用，如见恶心、呕吐明显者，可在上方中加生姜、半夏以和胃降逆止呕；如有全身皮疹、瘙痒不适者，可合用院内制剂消风冲剂祛风止痒；若见手足麻木者，可加桑枝、鸡血藤活血通络。在临证时，若能抓住疾病的本质，准确辨证，合理选方用药，在主方的基础上灵活加减，必能收获良效。

（十）李仝教授经验

李仝教授认为采用卡培他滨等化疗药物治疗后出现的腹泻为心下痞证的寒热错杂，为太阴脾寒、阳明胃热之两经合病。李仝教授认为此病的病机和甘草泻心汤证的病机相似，方选甘草泻心汤加减，常合用二陈汤，常选药物如下：炙甘草15～20g、姜半夏12～15g、黄芩12～15g、黄连3～6g、干姜10～15g、党参15g、大枣10g、陈皮6g、茯苓15g、车前子10～15g、薏苡仁30～60g。

（十一）周福生教授经验

周福生教授认为，肿瘤患者便秘以虚者居多，根据肿瘤患者便秘的特点，制定了益气健脾、养阴润肠通便的治疗法则。基本方：五爪龙 30 ~ 60g，太子参、白术、玄参、火麻仁、谷芽各 30g，生地黄、决明子、玉竹各 20g，枳壳 10g，鸡内金 15g。每天 1 剂，水煎服。临床随症加减：肾阳虚加肉苁蓉 20g；肾阴虚加枸杞子、胡桃仁各 15g；血虚明显加何首乌 30g；伴腹痛加延胡索、乌药各 15g；有热者加虎杖、槐花各 15 ~ 30g 清热通便；气虚下陷、肛门坠胀加柴胡、升麻各 10g；睡眠差者加夜交藤 30g，酸枣仁、合欢皮各 20g；便秘较重加槟榔 20g，甚者加大黄 5 ~ 10g，但要掌握中病即止的原则。

第三节　肺脏相关不良反应

肿瘤化疗在恶性肿瘤的综合治疗中占有非常重要的地位，但是化疗药物在控制肿瘤生长的同时，引起的肺毒性是极常见的并发症。因为全身性化疗药物及其代谢产物均可通过血行经过肺脏，引起肺损伤，这种恶性肿瘤患者接受化疗药物抗肿瘤治疗所致的肺损伤，又称为化疗诱导的疾病（CILD）。

一、中医病名与病因病机

化疗药物所导致的肺损害主要是根据用药史、症状和客观检查材料做出诊断。肺毒性的临床表现比较隐匿，发展缓慢，表现为肺弥漫性间质损害（又称化疗相关性间质性肺炎）、过敏性肺炎、非心源性肺水肿和肺纤维化。常见症状为咳嗽、低热、气促、胸痛或少量白色黏痰，或高热、进行性呼吸困难，不能平卧、憋喘或发绀等非特异性呼吸道症状。中医学认为化疗所致肺毒性可根据临床表现归属于"咳嗽""喘证""肺胀""肺痿"等范畴。

中医学认为，化疗药物导致的肺损伤病因与正气虚损（内因）和邪毒入侵（外因）关系密切，属虚实夹杂之证。肿瘤患者多久病消耗，耗气伤津，初损脾肺，久则及肾，正气虚衰，无力御邪，易受外邪侵袭，或受邪后无力祛邪外出，导致毒邪流连，不易好转。"肺为娇脏""清虚之脏"，易受药毒邪气侵袭。"肺朝百脉"，百脉皆可汇聚于肺，药毒易通过血行侵袭于肺。药毒之邪损伤肺络，耗损肺阴，致使肺气宣降失司，气机不利，血行受阻，津液内停，日久化痰、化瘀、生毒，胶结而成痰瘀蕴肺、气阴两伤之证。因此，化疗所致的肺毒性病机总属肺气阴伤、痰瘀阻络。本病是因虚得病，因虚致实，虚以阴虚、气虚多见，实以气滞、血瘀、痰凝、毒聚为主，病位在肺，与脾、肾关系密切。本病是一种全身属虚，局部属实的疾病。

二、辨证论治

1. 肺脾气虚证

证候特点：咳喘不止，神疲乏力，声低懒言，痰多稀白，食欲不振，腹胀便溏。舌淡胖，边有齿痕，苔白或薄白，脉细弱或虚。

治法：健脾补肺，益气化痰。

推荐方剂：六君子汤加减。

常用药物：党参、白术、茯苓、甘草、法半夏、陈皮、桔梗、杏仁等。

气虚甚者加黄芪；咳甚者加川贝母、紫菀；痰盛者加莱菔子、薏苡仁；肾虚者加五味子、枸杞子。

2. 气阴两虚证

证候特点：干咳少痰，痰中带血，气短喘促，神疲乏力，自汗或盗汗，口干不欲多饮。舌淡红有齿印，苔薄白或少苔，脉细弱或细数。

治法：益气养阴。

推荐方剂：生脉散合沙参麦冬汤或百合固金汤。

常用药物：太子参、麦冬、五味子、沙参、生黄芪、天冬、玉竹、百合、玄参、生地黄、白芍、女贞子、浙贝母等。

痰中带血加白及、旱莲草；久病阴损及阳，加菟丝子、肉桂；阴虚发热者，加银柴胡、地骨皮、知母。

3. 痰湿蕴肺证

证候特点：咳喘痰多，胸脘痞闷，恶心纳呆，咯痰白黏，气喘痰鸣，体虚无力。舌淡或淡胖，边有齿痕，苔白腻，脉滑或濡。

治法：健脾益气，化痰祛湿。

推荐方剂：二陈汤合三仁汤加减。

常用药物：陈皮、半夏、茯苓、杏仁、白蔻仁、薏苡仁、党参、白术、浙贝母、制南星、制百部等。

痰热盛者，加瓜蒌、黄芩、鱼腥草；纳呆纳差者，加木香、砂仁、焦三仙。

4. 热毒瘀结证

证候特点：身热，胸痛，黄痰，便秘，唇甲紫绀，呼吸困难，咯吐腥臭脓痰。舌红或有瘀斑，苔黄或黄腻，脉滑数。

治法：清热解毒，化瘀散结。

推荐方剂：千金苇茎汤加减。

常用药物：苇茎、薏苡仁、桃仁、当归、川芎、白芍等。

咳喘痰满者，加瓜蒌仁、胆南星、法半夏、贝母；大便秘结者，加枳实、生地黄、大黄；烦渴者，加生石膏、天花粉。

5. 阳虚水泛证

证候特点：喘息日甚，动则加重，呼多吸少，痰涎清稀，心悸胸闷，下肢浮肿，腰膝酸软。舌淡，苔白或水滑，脉沉细弱。

治法：温阳利水。

推荐方剂：真武汤加减。

常用药物：黄芪、太子参、茯苓、芍药、生姜、制附子、白术等。

呛咳喘息者，加干姜、细辛、五味子；下肢浮肿者，加泽泻、车前子；呕吐清涎者，加重生姜用量，可加吴茱萸、法半夏。

三、治疗

（一）单味中药治疗

黄芪甘温补升，甘淡渗利，生用微温，蜜炙性温，入脾、肺经，主以扶正气，兼能除水邪。既善补益中气、升举清阳，又善补益肺气、益卫固表。临床上黄芪用于化疗后肺气亏虚证有较好疗效。

（二）中成药治疗

1. 参芪扶正注射液

功效：益气扶正。

主治：肺癌属气虚证者。

2. 生脉注射液

功效：益气养阴，复脉固脱。

主治：肺癌属气阴两虚证者。

3. 华蟾素注射液

功效：解毒，消肿，止痛。

主治：肺癌属瘀毒互结证者。

4. 鸦胆子油乳注射液

功效：清热燥湿，解毒消癥。

主治：肺癌属热毒瘀结证者。

5. 康莱特注射液

功效：益气养阴，消瘀血散结。

主治：肺癌属气阴两虚、脾虚湿困证者。

6. 康艾注射液

功效：益气扶正。

主治：肺癌属气虚证者。

7. 榄香烯注射液

功效：逐瘀利水。

主治：肺癌癌性胸水。

8. 复方苦参注射液

功效：清热利湿，凉血解毒，散结止痛。

主治：癌肿疼痛出血。

9. 痰热清注射液

功效：清热、化痰、解毒。

主治：肺癌属痰湿蕴肺证者。

10. 复方斑蝥胶囊

功效：破血消瘀，攻毒蚀疮。

主治：肺癌属瘀毒互结证者。

11. 康力欣胶囊

功效：扶正祛邪，软坚散结。

主治：肺癌属气血瘀阻证者。

12. 参一胶囊

功效：培元固本，补益气血。

主治：肺癌属气虚证者。

13. 十一味参芪片

功效：补脾益气。

主治：肺癌属肺脾气虚证者。

14. 平消胶囊

功效：活血化瘀，散结消肿，解毒止痛。

主治：肺癌属瘀毒互结证者。

15. 生血宝合剂

功效：滋养肝肾，补益气血。

主治：肺癌有白细胞减少或贫血者。

16. 百令胶囊

功效：补肺肾，益精气。

主治：肺癌属肺肾两虚证者。

17. 金水宝胶囊

功效：补益肺肾，秘精益气。

主治：肺癌属肺肾两虚证者。

（三）中医外治法

1. 针刺

选穴：内关、胸区、风门、肺俞、定喘、百会、丰隆、足三里、大椎。

操作方法：针刺采用平补平泻法，得气后留针 15 分钟，每日 1 次，7 天为 1 疗程。隔 3 日后，再进行下一疗程。

2. 穴位贴敷

选穴：肺俞、天突、定喘、足三里。

药物组成：石楠藤、土茯苓、山慈菇、姜黄、川乌、海风藤、蜈蚣、土鳖虫、肉桂、细辛、丁香、干姜、冰片等。

用法：上方打粉，取 5g 药粉用温水调匀后，予局部穴位贴敷，每日 1 次，每次 4 小时。

第四节 肝脏相关不良反应

一、中医病名与病因病机

（一）中医病名

恶性肿瘤的化学药物治疗作为恶性肿瘤的主要治疗手段之一，其在杀伤癌细胞的同时，对正常人体细胞也有较大损伤。恶性肿瘤化疗的副反应不但直接影响化疗的实施，而且由于对正气的损伤，也不利于机体抗癌。化疗所致的肝功能损害是常见众多的副反应之一，临床中及时处理肝损伤有着重要的意义。中医药对药物中毒的解救，历代积累了丰富的经验，从《神农本草经》就已把药物按其毒性的大小及有无分成上、中、下品药。汉代张仲景在《金匮要略方论》第二十四、第二十五两篇中论述了各种中毒的诊治方法。唐代孙思邈《备急千金要方》中对中毒的急救治疗论述更为完备，并介绍了较多的有效方药。宋代《圣济总录·杂疗门》进一步从中毒的分类、病因、解毒急救等方面做了全面归纳。中医药对化疗后患者肝毒性的认识在古医籍中无相关记载，只是通过患者化疗后的表象来认识的。相关著述散见于中医学的"黄疸""湿浊""胁痛""呕吐""鼓胀""积聚""虚劳"等范畴。

（二）病因病机

1. 以热毒火邪立论

匡萃璋在治疗肿瘤患者放化疗毒副反应的过程中发现，其临床表现与《伤寒论》水、火迫证的相关证象相似，《伤寒论》第200条："阳明病，被火，额上微汗出，而小便不利者，必发黄。"喻嘉言释："阳明病，湿停热郁而烦渴有加，热必发黄……误火之则热邪愈炽，津液上奔，额上虽微汗而周身汗与小便愈不可得矣，发黄之变，安能免乎。"以上论述与化疗所致肝损伤相似，认为放化疗之损伤有似于火邪而甚于火邪，仲景所论方证仍有实用价值，为中医治疗化疗后肝损伤提供了辨证治疗的思路，强调化疗后损伤以火毒中伤为病机特点。李佐清认为本病病因病机轻者属毒邪内侵，肝失疏泄，重者属热毒壅滞，湿浊瘀阻，强调热毒内蕴的病机特点。

2. 以肝脾受损，湿阻中焦立论

刘亚娴等提出化疗肝功能损害的基本病机是正气戕伤，肝脾（胃）同损，强调临床中不能单治"肝"，应肝脾（胃）同治，而调理脾胃应为主线。封国雄认为化疗肝功能损害的病因病机为正气不足，湿邪损伤，湿热内蕴、损伤脾胃，肝失疏泄，瘀血内结，强调了化疗后肝损伤以湿邪为主的病机特点。王兆麟认为化疗性肝损害病位在胁部，病因为气机不畅、肝失条达所致，强调了化疗后肝损伤以肝郁气滞为主的病机特点。谭达人认为恶性肿瘤患者治疗中出现肝损害，是各种原因引起肝炎中的一种。病因可归纳为内虚邪盛，为伏邪、毒物所扰。

病机系邪毒蕴伏中焦，化为湿热之邪，肝失疏泄，脾胃受困，气机受阻，熏蒸肝胆，胆液不循常道而外泄，浸淫肌肤所致，强调了伏邪、毒物阻滞脾胃肝胆的病机特点。

3. 以虚损立论

朱玲玲等认为本病发病是因机体精气内虚，邪毒外侵，入血伤髓所致，加上化疗药物更伤人体正气，引起脏腑功能失调，出现脾胃两虚，肝肾亏虚，先后天之本乏源。脾虚则运化失司，湿邪内阻；肝虚则疏泄失职，气机不畅，气滞血瘀。故气滞血瘀湿阻而化热，熏蒸肝胆为标实，肾虚则精气不足为本虚，强调脾胃肝肾精气亏虚的病机特点。

4. 以虚实夹杂立论

孙红友等研究肿瘤患者化疗副反应的中医证候变化，观察了67例肿瘤患者化疗前后的舌脉及症状，并参照各类相关证候诊断标准加以分析。结果表明：肿瘤患者化疗前以实证为主，多夹湿、瘀等邪。加予化疗后1周，患者症状多且较集中，损伤脏腑以脾、胃、肺为主，致病属热邪，影响气机升降。化疗结束后，患者症虽小释但实邪未去并有小加，而气血两虚，肝肾不足凸显，证型复杂，虚实交错。

二、辨证论治

（一）肝气郁结

证候特点：胸胁作痛，时痛时止，纳食减少，嗳气频作，时有恶心，呕吐，舌苔薄白，脉弦。

治法：疏肝理气。

推荐方剂：柴胡疏肝散加减。

常用药物：柴胡、炒枳壳、白芍、香附、陈皮等。

（二）肝胆湿热

证候特点：胁痛口苦，胸闷纳呆，恶心呕吐，目黄肤黄，溲黄，舌质红，苔黄腻，脉弦滑。

治法：清热利湿。

推荐方剂：茵陈蒿汤加减。

常用药物：茵陈、大黄、栀子、车前子、生甘草等。

（三）肝阴亏虚

证候特点：胁部隐痛绵绵，神疲身倦，自觉烦热，头晕目眩，舌红少苔，脉细弦而数。

治法：养阴柔肝。

推荐方剂：一贯煎加减。

常用药物：沙参、麦冬、生地黄、枸杞子、白芍、当归、何首乌、郁金、预知子。一贯煎中含有川楝子，据报道可导致肝损伤，应慎用。

（四）肝血瘀阻

证候特点：胁下痞块，面色晦暗，两胁时见刺痛，固定不移，入夜更甚，舌质紫暗或有瘀点、瘀斑，脉沉涩。

治法：理气活血，消瘀散结。

推荐方剂：膈下逐瘀汤加减。

常用药物：当归、赤芍、桃仁、红花、丹参、香附、枳壳、延胡索、五灵脂、生牡蛎等。

三、治疗

（一）单味中药治疗

1. 垂盆草

《中国药典》2020 年版中收录，其味甘、淡，性凉，归肝、胆、小肠经。具有清利湿热、解毒之功效。用于湿热黄疸，小便不利，痈肿疮疡。《本草纲目拾遗》谓其"治痈疔，便毒，黄疸，喉癣"。垂盆草的化学成分，包括垂盆草苷、黄酮类成分、生物碱类成分、三萜类成分等。据文献报道，垂盆草苷为抗肝炎活性成分；生物碱类成分具有抑制肝癌细胞增殖活性；三萜类成分中 δ-香树脂酮、18-β-香树脂酮氢过氧化物具有较好的肝脏保护作用；黄酮类成分到目前为止已从该植物中分离得到 21 个，药理实验表明具有肝脏保护、免疫抑制作用等。

2. 五味子

据《神农本草经》记载，五味子"主益气，咳逆上气，劳伤羸瘦，补不足，强阴，益男子精"，临床具有敛肺滋肾、生津敛汗、涩精止泻、宁心安神之功效。化学研究表明，五味子有效成分主要包括挥发油、木脂素、有机酸、多糖、脂肪油、氨基酸、色素、鞣质等，其中含量较高、研究较为广泛而深入且临床常用的主要有效成分为木脂素。药理研究表明，木脂素类成分对中枢神经系统具有镇静、催眠、抗惊厥和保护神经细胞等作用；对肝脏具有抗急性和慢性肝损伤的作用，可有效降低谷丙转氨酶（ALT）水平，增强肝细胞抗氧化能力，增加肝脏解毒功能，此外，木脂素还具有兴奋呼吸、降低血压、抗肿瘤和抗感染等其他药理作用。

3. 水飞蓟

水飞蓟在《中国药典》2020 年版中已有收录，其味苦、性寒，入肝、胆经，具有清热解毒、疏肝利胆之功效。随着循证医学累积，已被《药物性肝损伤诊治指南（2015）》和《肝脏炎症及其防治专家共识》等多部肝病诊疗指南将其列为抗炎保肝治疗药物。其中水飞蓟素通过抗氧化、抗炎性反应、抗纤维化及降脂作用，实现其保肝效果。

4. 甘草

李时珍在《本草纲目》中所释："诸药中甘草为君，治七十二种乳石毒，解一千二百般草木毒，调和众药有功，故有'国老'之号。"其中的甘草酸成分具有明确的抗炎、保肝作用。

（二）中成药治疗

1. 应用甲氨蝶呤等化疗药

茵连清肝口服液，口服，每次 1 支，每日 2 次。丹栀逍遥丸，口服，每次 1 丸，每日 2 次。复方木鸡冲剂，口服，每次 1 袋，每日 2 次。具有预防保肝作用。

2. 出现肝功能异常

复方苦参注射液，静脉滴注，20mL 每日 1 次。

（三）中医外治法

1. 针刺

主穴：肝俞、胆俞、T 7 ~ T 9 夹脊穴。

配穴：期门、太冲。

操作方法：常规消毒后，选用 28 ~ 30 号毫针，向脊柱方 45°角斜刺 T 7 ~ T 9 夹脊、肝俞、胆俞 0.5 寸，期门 0.7 寸，直刺太冲 0.8 寸。每天针刺 1 次，每次留针 15 ~ 20 分钟。留针期间行针 2 ~ 3 次，均用中等强度捻转手法，捻转幅度 2 ~ 3 圈，转频率每秒 2 ~ 4 个往复，以出现酸胀为宜。

2. 艾灸

穴位：肝俞、胆俞、T 7 ~ T 9 夹脊穴、期门、太冲。

操作方法：穴位定位后，消毒穴位，用生姜作为间隔物，生姜切片约 0.5cm 厚，中间可用针扎数孔，上置艾炷，点燃施灸，艾炷燃尽，换上一艾炷再灸，一般连续灸 3 炷，10 ~ 15 分钟，以局部皮肤红润不起疱为宜。

3. 耳穴压豆

主穴：肝区、皮质下区、内分泌。

配穴：恶心、腹胀、食欲不振者加胃区、小肠区；肝区疼痛加下部胸区（与肝区相邻）；失眠者加胃区（即脑点）。

第五节　心脏相关不良反应

药物性心脏毒性指接受某些药物治疗的患者，由于药物对心肌和心电传导系统毒性作用引起的心脏病变，包括心律失常、心脏收缩及舒张功能异常甚至心肌肥厚或心脏扩大等。

一、中医病名与病因病机

历代中医学著作中虽没有关于药物性心脏毒性的确切记载，但根据其发病原因和临床表现，可将其归属于中医学"心悸""怔忡""虚劳""胸痹""真心痛""喘证""饮证"等范畴，许多医者运用中医辨证论治，并积累了大量的临床经验。

目前，西医学治疗恶性肿瘤仍以手术、化疗、放疗为主，而这些治疗手段作用于肿瘤的同时，对正常器官组织亦有所损伤。有研究认为心脏毒性属心悸范畴，病情以虚证为主，多为本虚标实，因虚致病，心失所养，可发为心悸；气血阴阳皆虚，脏腑功能失调，又致气滞血瘀或痰饮内生，扰动心神发为心悸。周宜轩教授认为毒损心络为本病的始动因素。化疗药物具有"热毒"的特性，进入人体一则耗伤气阴，使得心失所养而发病；再则邪毒损伤心之络脉，痹阻气血，气血郁滞而发病，故气阴两虚、气血郁滞是本病的基本病机。

二、辨证论治

抗肿瘤药物心脏毒性的表现为抗癌药急性及亚急性毒性反应，分度标准中包括心脏节律、心功能、心肌炎三方面，在心脏不良事件评定标准中还包括急性冠脉综合征、心源性胸痛或心悸、心肌梗死、心脏骤停、心包炎、心脏瓣膜疾病、心包积液、心肌酶和心电图的改变等。中医临床表现多为心中悸动、胸闷不舒、气短、喘促、呼吸欠畅、胸痛彻背，可伴乏力、头晕、汗出肢冷，或见晕厥。体征可见面色苍白，唇甲青紫，心搏异常，或快或慢，或跳动过重，或忽跳忽止，呈数、促、结、代、涩、缓、沉、迟等脉象。

目前针对抗肿瘤药物心脏毒性的辨证分型标准化相关研究罕见，但关于心脏毒性的辨证分型研究仅集中在某些医家的个人经验中。贾英杰根据临床症状及舌脉表现，将恶性肿瘤患者化疗后的心脏毒性分为心阴虚损、心脾两虚、气阴两虚、心阳不足及气血两虚型，认为对恶性肿瘤患者化疗所产生的心脏毒性应以"益气活血养心"为原则。王萍认为蓄积性心脏毒性反应可归属于中医学的"心悸"范畴，临床上可分为以下六型辨治：心气不足型、心脾两虚型、心阴亏虚型、心阳不足型、水饮凌心型、心脉瘀阻型。补益气血阴阳，调整脏腑功能是治疗的关键所在。周宜轩认为化疗药物具有"热毒"的特性，进入人体后，最易耗伤气阴，损害脏腑功能，并可流窜经络，痹阻气血，后期亦可阴虚及阳，而致心阳不振，甚则出现水饮凌心、心脉瘀阻之候。

（一）心脾两虚

证候特点：心悸气短，头晕目眩，少寐多梦，健忘，面色无华，神疲乏力，纳呆食少，腹胀便溏，舌淡红，脉细弱。

治法：补血养心，益气安神。

推荐方剂：归脾汤加减。

常用药物：当归、龙眼肉、黄芪、人参、白术、炙甘草、茯神、远志、酸枣仁、木香等。

（二）心阴亏虚

证候特点：心悸易惊，心烦失眠，五心烦热，口干，盗汗，思虑劳心则症状加重，伴有耳鸣，腰酸，头晕目眩，舌红少津，苔薄黄或少苔，脉细数。

治法：滋阴清热，养心安神。

推荐方剂：黄连阿胶汤加减。

常用药物：黄连、黄芩、阿胶、白芍、鸡子黄、酸枣仁、珍珠母、生牡蛎、龟甲、熟地黄等。

（三）心阳不足

证候特点：心悸不安，胸闷气短，动则尤甚，面色苍白，形寒肢冷，舌淡苔白，脉虚弱，或沉细无力。

治法：温补心阳，安神定悸。

推荐方剂：桂枝甘草龙骨牡蛎汤加减。

常用药物：桂枝、炙甘草、生龙齿、生牡蛎、人参、黄芪、煅龙骨、煅牡蛎、山茱萸、附子等。

（四）心血瘀阻

证候特点：心悸，胸闷不适，心痛时作，痛如针刺，唇甲青紫，舌质紫暗或有瘀斑，脉涩或结或代。

治法：活血化瘀，理气通络。

推荐方剂：桃仁红花煎加减。

常用药物：桃仁、红花、丹参、赤芍、川芎、延胡索、香附、青皮、生地黄、当归等。

（五）水饮凌心

证候特点：心悸，胸闷痞满，渴不欲饮，下肢浮肿，形寒肢冷，伴有眩晕，恶心呕吐，流涎，小便短少，舌淡，苔白腻，脉滑或沉细而滑。

治法：振奋心阳，化气利水。

推荐方剂：苓桂术甘汤加减。

常用药物：茯苓、桂枝、炙甘草、白术、泽泻、猪苓、防己等。

三、治疗

（一）单味中药治疗

1. 白花蛇舌草

研究发现，与阿霉素（ADM）组相比，白花蛇舌草高、中剂量治疗组心肌超氧化物歧化酶活力升高，丙二醛含量下降，提示白花蛇舌草可提高化疗小鼠的抗氧化酶活性和减少脂质过氧化产物的生成，从而可清除体内自由基，减轻 ADM 化疗荷瘤小鼠心肌氧化损伤的程度。

2. 刺五加

研究证实刺五加皂苷能明显降低阿霉素心肌损伤大鼠的脂质过氧化产物含量，增加超氧化物歧化酶和谷胱甘肽过氧化物酶活性。研究提示其可能通纠正体内自由基的代谢紊乱，增强抗氧化酶活性，对阿霉素诱导的心肌损伤产生保护作用。

3. 西红花

关于西红花酸对阿霉素致大鼠心脏毒性影响的研究则更为完善。通过建立多柔比星损伤大鼠心脏模型，灌胃给予西红花酸，观察动物心电图变化，测定血清乳酸脱氢酶、肌酸激酶、超氧化物歧化酶、全血谷胱甘肽过氧化物酶和丙二醛的变化，观察心肌的病理改变，结果从这些方面均证实西红花酸可以减轻多柔比星的心脏毒性。

4. 三七

利用三七皂苷在大鼠的体内和体外实验，分别通过乳酸脱氢酶 LDH、肌酸激酶 CK、肌酸激酶同工酶 CKMB 和超氧化物歧化酶 SOD、过氧化氢酶 CAT、谷胱甘肽过氧化物酶 GSH-PX 的变化提示三七皂苷能减轻心肌损伤、抑制心肌组织抗氧化酶活力的下降。阿霉素抑制离体培养心肌细胞的活力，三七皂苷能提高细胞存活率，但并不拮抗阿霉素对肿瘤细胞生长的抑制作用。

5. 麦冬

麦冬皂苷 D 预处理可部分逆转阿霉素诱导 H9c2 细胞内质网应激相关蛋白的表达量显著上升，细胞活性氧 ROS 含量增加，细胞活力下降的情况。此外，麦冬皂苷 D 可明显减轻阿霉素所致小鼠心脏超微结构异常。这些结果说明，麦冬皂苷 D 通过降低阿霉素诱导的 ROS 累积，进而缓解内质网应激而对心肌产生保护作用。而体内外研究认为麦冬皂苷 D 通过减轻内质网应激对阿霉素所致心肌损伤产生保护作用。

6. 刺蒺藜

关于蒺藜皂苷对阿霉素损伤心肌细胞保护作用的研究认为，与阿霉素模型组比较，蒺藜皂苷组存活心肌细胞数增多，心肌细胞培养液中 CK、LDH、谷草转氨酶 AST 含量明显降低，SOD 活力增加、丙二醛 MDA 和一氧化氮 NO 含量降低。流式细胞仪检测蒺藜皂苷组心肌细胞凋亡数明显减少，半胱氨酸天冬氨酸蛋白酶 – 3 Caspase-3 含量下降。证实蒺藜皂苷对阿霉素损伤的心肌细胞具有保护作用，可减轻心肌细胞损伤，抑制心肌细胞凋亡，其机制与抗自由基作用有关。

其他：研究认为 B 细胞淋巴瘤/白血病 – 2 基因 Bcl-2、Bcl-2 相关 X 蛋白 Bax、细胞色素 C cytc、Caspase-9、Caspase-3 参与了阿霉素心脏毒性损伤的发生、发展过程，人参、黄芪、附子、干姜通过调节线粒体途径的细胞凋亡而起到保护心肌作用。

（二）中成药治疗

1. 口服中成药

在中成药方面，参松养心胶囊能益气养阴、活血通络、清心安神，具有改善微循环、改善心肌收缩力的作用。

2. 中药注射液

（1）红花注射液

有学者研究比较观察采用红花注射液联合辅酶 Q10 的方法用于保护表柔比星所致的心脏毒性，心脏毒性及心电图异常发生情况优于对照组。

（2）生脉及丹参注射液

有研究将生脉及丹参注射液联用与维生素 E、辅酶 Q10 做对照，观察其对蒽环类相关性心脏毒性的保护作用。

（3）参麦注射液

研究通过观察参麦注射液对接受表柔比星化疗的恶性肿瘤患者心肌酶水平的影响，化疗后两组心肌酶水平均有升高，但参麦注射液组升高水平均低于单用含表柔比星方案化疗组。除蒽环类等传统观念具有心毒性的药物以外，相关研究范围正在扩大。

（4）参芪扶正注射液

有研究者利用参芪扶正注射液干预重组人血管内皮抑素（恩度）联合化疗所致心脏毒性，通过心电图与心肌酶情况得出参芪扶正注射液对恩度联合化疗所致心脏毒性具有一定保护作用。

（5）黄芪注射液

罗仁峰等分别将右丙亚胺组、右丙亚胺与黄芪注射液联合治疗组、右丙亚胺与华蟾素注射液联合治疗组、右丙亚胺与黄芪注射液及华蟾素注射液联合治疗组分别用于含阿霉素化疗方案首次治疗的恶性肿瘤患者，观察 4 组患者治疗前后心电图、心脏彩超、心肌酶情况，结果显示黄芪和华蟾素注射液联合右丙亚胺可减低阿霉素所致心脏毒性作用，优于单用右丙亚胺。

（6）心脉隆注射液

姚铁柱将心脉隆注射液用于曲妥珠单抗和蒽环类药物序贯化疗乳腺癌患者，结果显示化疗后治疗组明显改善患者临床症状和心肌损伤，降低血液黏度，抑制血清 IL-6、TNF-α 水平。

（三）中医外治法

穴位注射

取复方当归注射液，每次 1mL，于双侧足三里行穴位注射，1 周 3 次，可益气活血，养心安神。

第六节　泌尿系统不良反应

泌尿系统不良反应是指某些药物或化疗制剂在尿中产生对泌尿系统的急性或慢性损害，主要有引起尿路刺激反应和肾实质损害两类。临床表现为尿频、尿急、尿痛、尿血、尿闭、水肿等，隶属于中医学"淋病""水肿""癃闭"等范畴。

一、肾脏不良反应

（一）中医病名与病因病机

恶性肿瘤患者在应用顺铂、甲氨蝶呤、异环磷酰胺、丝裂霉素等药物后可引起肾功能损伤。化疗药物引起的肾脏损害，主要表现为腰痛、水肿、小便异常（如血尿）等，隶属于中医学"淋病""水肿"等范畴。

化疗引起肾毒性病因主要可概括为内因和外因两个方面。其外因为化学药物所伤，通过肾脏直接损害和过敏反应，造成肾小球、肾小管损伤，肾功能障碍。内因为肾气亏虚，致肾阳不足，命门火衰，气不化水，或因中阳受损，气血不足，气不摄血，气血瘀滞，毒邪内蕴。治疗当以补肾益气、扶正祛邪为原则。

（二）辨证论治

1. 虚证

病变初期，正虚为多，邪浊尚轻，临床主要表现为神疲乏力、腰膝酸痛、纳食欠佳、面色少华、头晕目眩等，主要以脾肾气虚为病理基础，肾为先天之本，脾为后天之本，先后天相互滋养、促进，肾虚日久，已损及脾，致使脾肾之气俱虚。治疗当以补肾健脾为主。

（1）脾肾气虚

证候特点：面色无华，少气乏力，纳差腹胀，大便质稀，口黏口淡，不渴，或渴不欲饮，腰膝酸痛，手足不温，夜尿频多，舌淡有齿痕，脉沉弱。本证多见于肾功能代偿期或氮质血症期，机体新陈代谢轻度异常，浊毒相对较少，无严重代谢失衡。

治法：健脾补肾。

推荐方剂：香砂六君子汤。

常用药物：太子参、白术、茯苓、陈皮、法半夏、砂仁、甘草等。

（2）脾肾阳虚

证候特点：周身困乏，气短懒言，体虚易感，纳呆腹胀，腰酸膝软，大便溏薄，小便清长，继则畏寒肢冷，面色㿠白或晦暗，口淡不渴，舌淡胖边有齿痕，苔白或白腻，脉沉弱或沉弦。本证一般见于慢性肾衰氮质血症后的各期，气血生化乏源，贫血加重，阳虚致脏腑功能衰退，代谢残留物大量潴留。

治法：补气健脾温肾。

推荐方剂：六君子汤合肾气丸。

常用药物：太子参、白术、茯苓、陈皮、法半夏、熟地黄、山药、山茱萸、牡丹皮、泽泻、附子、肉桂、甘草等。

（3）脾肾气阴虚

证候特点：面色少华，神疲乏力，动则气短，腰酸膝软，口干咽燥，或有手足烦热，大便干结，尿少色黄，夜尿清长，舌淡边有齿痕，脉沉细。

治法：益气养阴补肾。

推荐方剂：参芪地黄汤加减。

常用药物：太子参、黄芪、熟地黄、山茱萸、山药、茯苓、牡丹皮、何首乌、菟丝子、六月雪等。

（4）肝肾阴虚

证候特点：面色萎黄，目睛干涩，头晕耳鸣，口苦口干、喜饮或凉饮，手足心热，腰膝酸痛，大便干结，舌淡红形瘦，无苔或薄黄，脉细。

治法：补肾填精，养阴平肝。

推荐方剂：杞菊地黄汤合二至丸。

常用药物：枸杞子、菊花、熟地黄、山茱萸、山药、茯苓、泽泻、牡丹皮、女贞子、旱莲草等。

（5）气血阴阳俱虚

证候特点：面色苍白，精神萎靡，头晕心慌，唇甲色淡，手足麻木，全身乏力，畏寒肢冷，手足心热，口干欲饮，不思饮食，大便偏溏，舌淡而胖，有齿痕，苔薄白，脉虚细无力。

治法：补肾填精，养阴平肝。

推荐方剂：按气血阴阳偏盛偏衰选用桂附地黄汤、参芪桂附地黄汤、济生肾气汤、杞菊地黄汤、知柏地黄汤、八珍汤、人参养荣汤、归脾汤等治疗。

常用药物：熟地黄、白芍、附子、泽泻、党参、肉桂、山茱萸、牡丹皮、山药、茯苓、牛膝、车前子等。

2. 实证

病变后期，正气进一步减弱，邪浊逐渐郁积。在初期正虚的基础上兼夹湿、热、瘀、毒等有形之邪，治疗应补虚祛邪，标本兼治。

（1）夹水湿

证候特点：全身中度以上浮肿，或胸腹水。舌淡胖，苔白厚腻，脉滑。

治法：利水除湿。

推荐方剂：以五苓散、五皮饮、胃苓汤加减。脾肾阳虚予防己黄芪汤、实脾饮、苓桂术甘汤、济生肾气丸；气滞用大橘皮汤、茯苓导水汤等；阴虚用猪苓汤、六味地黄汤加牛膝、车前子等。

常用药物：茯苓、猪苓、白术、陈皮、大腹皮、厚朴、苍术、牛膝、车前子等。

（2）夹湿热

证候特点：呕吐频繁，口有尿味，口干口苦黏腻，喜冷饮，小便灼热涩痛，舌苔黄腻，脉弦滑。

治法：清热利湿。

推荐方剂：以黄连温胆汤、半夏泻心汤、黄连苏叶汤、三仁汤、甘露消毒丹等治疗。

常用药物：黄连、竹茹、枳实、法半夏、白蔻仁、陈皮、甘草、生姜、茯苓、薏苡仁、杏仁、厚朴等。

（3）夹湿浊

证候特点：恶心欲呕，甚则呕吐频作，腹胀纳呆，口中黏腻不欲饮，口有尿味，舌淡胖，苔白厚腻，脉沉细无力。

治法：化湿泄浊。

推荐方剂：选用黄连温胆汤、温脾汤等含大黄方。亦可选用旋覆代赭汤、小半夏加茯苓汤降气化浊。

常用药物：附子、大黄、芒硝、当归、干姜、人参、黄连、竹茹、枳实、法半夏等。

（4）夹瘀血

证候特点：面色晦暗，唇暗，腰痛固定，或刺痛，肌肤甲错或肢体麻木，舌暗或有瘀点、瘀斑。

治法：活血化瘀。

推荐方剂：多以桂枝茯苓丸、血府逐瘀汤等。

常用药物：桂枝、茯苓、牡丹皮、赤芍、桃仁、川芎、枳壳、柴胡、当归、牛膝、生地黄等。

（三）治疗

1. 单味中药治疗

中药主要通过利尿、免疫调节、排泄代谢废物、改善肾功能以治疗药物性肾毒性。

（1）利尿作用

利水渗湿药配合温肾药改善肾小球滤过率，提高利尿效果，临床常用中药主要有茯苓、猪苓、泽泻、桑寄生、桂枝、附子等。

（2）免疫调节作用

中药补益药、活血药、清热解毒药能调节免疫，临床以黄芪、白术、薏苡仁、丹参、黄连为代表。祛风湿中药有抗变态反应的作用，研究证实雷公藤能抑制免疫复合物形成，减轻肾小球肾炎改变。

（3）排泄代谢废物作用

如大黄能促进尿素氮和肌酐的排泄，从而减轻氮质血症。

（4）改善肾功能的作用

有研究证实冬虫夏草能改善肾功能，丹参等活血化瘀药物可改善肾脏的血液循环，减轻高凝状态，促进纤维组织的吸收。

2. 中成药治疗

（1）百令胶囊

功效：补肺肾，益精气。

主治：肺肾两虚引起的咳嗽，气喘，咯血，腰背酸痛；慢性支气管炎、慢性肾功能不全的辅助治疗。

（2）金水宝胶囊

功效：补益肺肾，秘精益气。

主治：肺肾两虚，精气不足，久咳虚喘，神疲乏力，不寐健忘，腰膝酸软，月经不调，阳痿早泄；慢性支气管炎、慢性肾功能不全、高脂血症、肝硬化见上述证候者。

（3）海昆肾喜胶囊

功效：化浊排毒。

主治：慢性肾衰竭（代偿期、失代偿期和尿毒症早期）湿浊证。

（4）参乌益肾片

功效：补肾健脾，活血利湿。

主治：改善慢性肾小球肾炎所致的慢性肾衰竭（代偿期、失代偿期）非透析患者气阴两虚兼湿浊证。

（5）参芪注射液

功效：益气扶正。

主治：肺脾气虚引起的神疲乏力，少气懒言，自汗眩晕。

（6）肾康注射液

功效：降逆泄浊，益气活血，通腑利湿。

主治：慢性肾衰竭属湿浊血瘀证。

（7）黄葵胶囊

功效：清利湿热，解毒消肿。

主治：慢性肾炎之湿热证。

3. 中医外治法

（1）艾灸

选穴：脾俞、肾俞、膀胱俞、三阴交、足三里、气海、关元、血海、太溪。

操作方法：消毒穴位，用生姜作为间隔物，鲜生姜切成约

0.5cm厚，中间用针扎数孔，上置艾炷，点燃施灸，艾炷燃尽，换一艾炷再灸。一般连续备3炷，10～15分钟，以局部皮肤红润不起疱为宜。

（2）针刺

主穴：肾俞、中极、关元、血海、三阴交等。

配穴：偏阳虚加大椎、命门、关元；偏阴虚加京门、膈俞；面浮肢肿加阴陵泉、三焦俞、膀胱俞；血压偏高加太冲、足三里；咽痛加合谷、天鼎；胸有压痛加俞府、步廊；肾功能不全加T5～T7夹脊。

操作方法：主穴酌选3～4穴，配穴据症酌取。针刺采用平补平泻法，以出现酸胀为宜，得气后留针15～20分钟，每日1次，10次为一疗程。

（3）中药保留灌肠

方剂组成：大黄30g，茯苓15g，蒲公英30g，丹参10g，煅龙骨30g，甘草5g，煅牡蛎30g，六月雪30g，以水煎煮至150～200mL。将患者的肠道行排空处理后，将其臀部抬高进行灌肠，每天2次，每次1小时，持续治疗3周。

（4）其他疗法

根据病情，可选择中药离子导入等疗法。

二、药物性膀胱炎

（一）中医病名与病因病机

恶性肿瘤患者在应用环磷酰胺、异环磷酰胺等药物后可引起药物性膀胱炎。化疗药物引起的膀胱炎，主要表现为尿频、尿急、尿痛、血尿、尿道灼热感、腰痛等，隶属于中医学"淋病"等范畴。

病因分外感和内伤两类，包括毒、湿、瘀、虚四个方面，病位在肾与膀胱。早期以化疗药毒为主，病性属实，药物毒等外来毒邪侵入机体，由于其剂量大，导致机体阴阳严重失调，脏腑功能紊乱，肝失疏泄，脾失健运，肾失开阖，水湿停滞、气血运行不畅，蕴积体内化生湿热、瘀血等内生之毒。后期则以正虚为主，正气不足，脾肾亏虚是发病的必要条件，患者平素先天禀赋不足，肾气亏虚，封藏失职；或邪毒炽盛，暗耗肾阴；或后天失养，脾气虚弱，造成脾肾两虚。病性多表现为本虚标实，以脾肾亏虚为本，以风毒与瘀血为标。早期治疗应解毒利湿，化瘀止血；后期则健脾补肾，兼以疏散风毒。

（二）辨证论治

1. 早期药物性膀胱炎

药物毒邪侵袭膀胱，损伤血络，毒迫血行，血溢脉外，出现血尿，尿频、尿急或尿痛，排尿困难等症状。根据邪毒、湿热、瘀血之轻重的不同，可分为以下证型。

（1）热毒炽盛

证候特点：尿频、尿急或尿痛，肉眼血尿，或有发热、头晕目眩，小便短赤，大便干结或便溏，舌苔黄，脉数或弦数。

治法：清热利湿，凉血止血。

推荐方剂：导赤散合小蓟饮子加减。

常用药物：生地黄、通草、竹叶、灯心草、小蓟、滑石、藕节、生蒲黄、栀子、当归、茜草、仙鹤草、白茅根、车前子、桃仁等。

（2）湿热蕴结

证候特点：肉眼血尿、尿频、尿急或尿痛，身体困倦，腰酸腿软，下肢浮肿，小便不利，舌苔黄腻、脉细滑。

治法：清热利湿，凉血止血。

推荐方剂：八正散合小蓟饮子加减。

常用药物：瞿麦、车前子、萹蓄、大黄、栀子、灯心草、生地黄、小蓟、滑石、通草、蒲黄、淡竹叶、藕节、当归、甘草等。

（3）瘀毒伤络

证候特点：排尿困难，甚则尿潴留，尿频、尿急、尿痛，腰痛如锥刺，肉眼血尿或镜下血尿，舌质紫黯，或有瘀点瘀斑，脉沉涩。

治法：破血逐瘀，利水止痛。

推荐方剂：代抵当汤合桃仁承气汤加减。

常用药物：全蝎、蜈蚣、水蛭、地龙、土鳖虫（有肉眼血尿者慎用）、桃仁、红花、赤芍、益母草、三七、刘寄奴、大蓟、小蓟、白茅根、郁金、通草、石韦、车前草等。

2. 晚期药物性膀胱炎

（1）风毒伤络

证候特点：发热恶寒，血尿，或伴尿频、尿急、尿痛，腰痛，少腹不适，或伴皮肤紫癜，舌红苔薄，脉浮数。

治法：清热宣肺，凉血止血。

推荐方剂：银翘散合小蓟饮子加减。

常用药物：金银花、连翘、牛蒡子、淡竹叶、柴胡、蒲公英、栀子、小蓟、车前草、瞿麦、滑石、白茅根、地龙、益母草、茜草、三七、琥珀等。

（2）脾虚不摄

证候特点：尿血色淡、面色不华，体倦乏力，自汗纳少，四肢困倦，皮肤紫癜或瘀斑，舌淡齿痕，脉细弱。

治法：益气健脾，化瘀止血。

推荐方剂：黄芪建中汤合黄土汤加减。

常用药物：灶心土、炮姜、党参、黄芪、白术、茯苓、山药、蒲黄、阿胶、三七、花蕊石、琥珀等。

（3）肾阴亏虚

证候特点：肉眼血尿或镜下血尿反复发作，日久不消，病程较长，腰痛，眩晕耳鸣，腰膝酸软，手足心热。舌红少苔，脉细数。

治法：滋阴清热，凉血止血。

推荐方剂：生脉散合六味地黄汤加减。

常用药物：生地黄、熟地黄、山药、麦冬、五味子、茜草、仙鹤草、小蓟、白茅根、桃仁、红花、当归等。

（4）肾阳亏虚

证候特点：肉眼血尿或镜下血尿反复发作，日久不消，病程较长，身体浮肿，神疲肢冷，面色不华，畏寒，面色㿠白。舌质淡，脉沉弱。

治法：温阳散寒，摄精止血。

推荐方剂：右归饮合无比山药丸加减。

常用药物：附子、肉桂、杜仲、巴戟天、菟丝子、山茱萸、熟地黄、芡实、白术、茯苓、泽泻、藕节、地榆炭、三七、琥珀等。

（三）治疗

1. 单味中药治疗

（1）热淋

症状：小便频数短涩、灼热刺痛、小便黄赤，小腹拘急疼痛，或有寒热、口苦，或有便秘，苔黄腻，脉滑数。

代表药物：萹蓄、瞿麦、车前子、滑石、草薢利湿通淋；大黄、黄柏、蒲公英、紫花地丁清热解毒。

（2）血淋

症状：小便热涩刺痛，尿色深红或夹有血块，疼痛满急加剧，或见心烦，舌尖红，苔黄，脉滑数。

代表药物：瞿麦、萹蓄、通草、滑石清热利湿通淋；小蓟、生地黄、白茅根、旱莲草凉血止血；木通、山栀、滑石清热泻火通淋；当归、蒲黄、土大黄、三七、马鞭草通络止血；有瘀血征象，加三七、牛膝、桃仁化瘀止血；出血不止，加仙鹤草、琥珀粉收敛止血。

（3）劳淋

症状：小便不甚赤涩，溺痛不甚，但淋沥不已，时作时止，遇劳即发，腰膝酸软，神疲乏力，病程缠绵，舌质淡，脉细弱。

代表药物：党参、黄芪、山药、莲子补气健脾；茯苓、薏苡仁、泽泻、扁豆化湿利水；山茱萸、菟丝子、芡实、金樱子、煅牡蛎益肾固摄；低热者加青蒿、鳖甲清热养阴；肾阳虚者，加附子、肉桂、巴戟天温补肾阳。

2. 中成药治疗

（1）三金片

功效：清热解毒，利湿通淋，益肾。

主治：下焦湿热所致的热淋、小便短赤、淋沥涩痛、尿急频数，急慢性肾盂肾炎、膀胱炎、尿路感染见上述证候者。

（2）八正合剂

功效：清热，利尿，通淋。

主治：湿热下注证。

（3）热淋清颗粒

功效：清热泻火，利尿通淋。

主治：下焦湿热所致的热淋。

（4）五淋丸

功效：清热利湿，分清止淋。

主治：下焦湿热引起的尿频尿急，小便涩痛，浑浊不清。

3. 中医外治法

（1）针灸

主穴：①照海、三阴交、阴陵泉、关冲、合谷。②关元、气门、水泉。

配穴：尿闭者加水道；咳嗽者加尺泽、太渊；腹胀、便溏者加天枢；恶心、呕吐者加内关、中脘；心悸、失眠者加神门、内关。

操作方法：穴位常规消毒，选 30 号 1～3 寸毫针，取双侧穴，针刺得气后随证施以泻法，留针 30 分钟，每日 1～2 次。方①中的关冲可用三棱针点刺放血，其余穴位均可直刺 1～2寸。方②中用灸法，关元、气门灸 30 壮，水泉灸 7 壮。以上两组穴位交替使用，隔日治疗 1 次，7 次为一个疗程。

（2）膀胱灌注

成分：半枝莲 30g，白花蛇舌草 30g。

操作方法：加水煎服 2 次，并煎液，进行过滤，对药物静置 24 小时后，降低过滤浓缩为 50mL 药液，采取灌封、灭菌处理。

灌注方式：术前辅助排空膀胱，取 50mL 半枝莲－白花蛇舌草药对液，经输尿管注入膀胱，灌注后夹闭尿管，并变换体位，灌注保留 2 小时，每周 1 次，连续灌注 8 周。

第七节　神经系统不良反应

化疗及靶向药物所导致的神经毒性是临床常见的药物不良反应。神经毒性主要指药物直接或其代谢产物间接对神经系统产生的毒性作用，主要表现为中枢神经功能障碍和周围神经功能障碍。临床最常见的是周围神经毒性。根据周围神经毒性的临床特点，可分为急性神经毒性和慢性累积性神经毒性。急性神经毒性在低累积量时即可发生，慢性累积性神经毒性与用药剂量密切相关，严重者可导致中枢神经毒性，引起截瘫、脑神经损害、昏迷、抽搐等。

一、中医病名与病因病机

化疗后神经系统不良反应根据其临床症状表现特点，周围神经毒性多属于中医学"血痹""痿证""不仁"等范畴，中枢神经毒性多属于"偏瘫""抽搐"等范畴。

中医学认为化疗药物所致的神经毒性是以虚为主，虚实夹杂，本虚标实。其主要病机为药毒侵犯，化疗峻伤气血，最终导致肝、脾、肾三脏气血亏虚，功能失调，瘀血痰湿等病理产物阻滞经络，气血不荣四末，出现肌肤麻木不仁、感觉障碍等临床表现。

二、辨证论治

（一）药毒犯脾，气血两虚

证候特点：四肢麻木不仁，感觉障碍。畏寒，神疲倦怠，纳呆，食后脘闷不舒，面色萎黄，自汗，头晕。舌质淡，苔白，脉细弱。

治法：调补气血，活血通络。

推荐方剂：黄芪桂枝五物汤加减。

常用药物：黄芪、桂枝、芍药、生姜、大枣等。

偏于气虚者，可重用黄芪，加用人参；偏于血虚者加熟地黄、鸡血藤、川芎。

（二）气虚血瘀，瘀阻脉络

证候特点：手足麻木不仁，痿废不用。时有拘挛疼痛，头痛，皮肤瘀斑。舌质紫暗或淡暗，有瘀斑，脉细涩。

治法：益气养营，活血化瘀。

推荐方剂：补阳还五汤合圣愈汤加减。

常用药物：黄芪、当归、赤芍、地龙、川芎、红花、桃仁、生地黄、熟地黄、人参等。

前方补气活血通络，用于气虚无力，经脉瘀阻；后方益气养血，用于气血亏虚，血行滞涩，筋脉失养。若手足麻木，舌痿不能伸缩者，加用鳖甲珠、橘络；肌肤甲错明显，形体消瘦者加大黄䗪虫丸补虚活血。

（三）脾气亏虚，痰湿阻络

证候特点：肢体痿软、麻木。身重酸困，头重如裹，四肢倦怠，胸闷脘痞，纳呆。舌淡红，苔白腻，脉濡数。

治法：益气健脾，祛湿通络。

推荐方剂：参苓白术散加减。

常用药物：人参、白术、茯苓、山药、莲子、白扁豆、薏苡仁、砂仁、桔梗、甘草等。

湿气偏重者，可加用陈皮、法半夏。

（四）药毒壅塞，肝郁气滞

证候特点：手足麻木不仁，筋惕肉瞤。情绪焦虑、抑郁、易怒，两胁疼痛。舌质淡暗或红，苔薄白，脉弦。

治法：疏肝解郁，理气通络。

推荐方剂：柴胡疏肝散加减。

常用药物：柴胡、香附、白芍、陈皮、枳壳、川芎、炙甘草等。

瘀血征象明显，加用丹参、失笑散；兼有嗳气吞酸、口苦者，加用左金丸；兼有食滞征象者，加用麦芽、鸡内金等。

（五）药毒侵犯，寒凝阻络

证候特点：手足麻木不仁，疼痛，遇冷加重，得温痛减。恶寒，喜热饮。舌质淡，苔薄白，脉紧。

治法：温经散寒，通络止痛。

推荐方剂：乌头汤加减。

常用药物：川乌、麻黄、白芍、黄芪、炙甘草等。

疼痛剧烈可加附子、细辛、桂枝、干姜温经散寒镇痛；若寒阻痰凝兼见麻木者可加法半夏、桂枝、天南星。

三、治疗

（一）单味中药治疗

1. 鸡血藤

鸡血藤味苦、甘，性温。归肝、肾经。气微，味清涩。鸡血藤既可活血通络止痛，又可补血舒筋止痛，治血瘀、血虚有寒诸证可投，血虚痹痛麻木者最宜。

本品含有异黄酮类、黄酮类化合物、黄烷（醇）类化合物、萜类化合物以及β-谷甾醇、鸡血藤醇等甾体类化合物，具有活血补血，调经止痛，舒筋活络的功效。鸡血藤在化疗后周围神经系统不良反应中应用广泛。

2. 当归

当归甘能补润，辛温行散，主入肝、心经，兼入脾经。善补血活血，并能散寒，凡血虚、血瘀有寒之证均宜，兼肠燥便秘者尤佳。

当归主要含藁本内酯、当归酮、香荆芥酚、正丁烯呋内酯、马鞭草烯酮、黄樟醚等挥发油，阿魏酸、香草酸、烟酸、琥珀酸等有机酸成分，并含有当归多糖、氨基酸、维生素 A 等成分。研究表明，当归能够促进神经损伤后原功能恢复。

（二）中成药治疗

1. 大活络胶囊

功效：祛风止痛，除湿豁痰，舒筋活络。

主治：可用于化疗药物所致的神经系统不良反应证属气滞血瘀或痰湿阻络型，如麻木、偏瘫等。

2. 血塞通软胶囊

功效：活血祛瘀，通脉活络。

主治：可用于化疗药物所致的神经系统不良反应证属气滞血瘀型，如偏瘫、肌肤甲错等。

（三）中医外治法

1. 针刺

主穴：手三里、曲池、足三里、气海。

配穴：合谷、阳溪、外关、太冲、阳陵泉。

操作方法：针刺采用平补平泻法，得气后留针 15 分钟，每日 1 次，7 天为 1 疗程。隔 3 日后，再进行下一疗程。针刺对化疗所致周围神经毒性有独到的疗效。

2. 中药熏洗

中药熏洗治疗化疗所致周围神经毒性，通过中药熏洗手足，辨证论治，以益气养血，活血通络为法，起到疏通经络、解毒化瘀、扶正祛邪等的作用，体现了内病外治的要旨，方选桃红四物汤加减。

第八节　其　他

一、手足综合征

（一）中医病名与病因病机

典型的手足综合征临床表现为一种进行性加重的皮肤病变，手较足更易受累。首发症状为手掌和足底皮肤瘙痒，手掌、指尖和足底充血；继而出现指（趾）末端疼痛感，手（足）皮肤红斑及紧张感，感觉迟钝、麻木，皮肤粗糙、皲裂，少数患者可有手指皮肤切指样皮肤破损，出现水疱、脱屑、脱皮、渗出甚至溃烂，并可能继发感染。患者可因剧烈疼痛而无法行走，严重时可丧失生活自理能力。反应多具有自限性，但再次给药后会再出现。根据手足综合征的症状，属于中医学"痹证""痿证""不仁"等范畴。

手足综合征为化疗药物引起的手足部皮肤出现红斑、水肿、水疱、脓疱、色素沉着、皮肤皲裂等皮肤损害表现，并伴有疼痛、麻木感等自觉症状的一系列症状。中医学历来重视正气在疾病发展过程中的作用，《素问·通评虚实论》云："邪之所凑，其气必虚。"《医宗必读·积聚篇》亦云："积之成者，正气不足，而后邪气踞之。"恶性肿瘤患者多因正气不足为根本，而后气滞血瘀、湿痰火热等因素致病。患者正气虚为本，而化疗药物属于外邪湿毒，湿毒内侵，血脉瘀滞，血行不畅，不通则痛，不荣则麻，故临床可见手足感觉异常、迟钝甚至出现水疱、疼痛、脱屑等症状。中医学认为其总的病因病机是气血亏虚，经络瘀阻。

（二）辨证论治

化疗药物或靶向药物均为有毒之品，恶性肿瘤患者化疗后药毒损伤气血，而出现气虚血瘀的表现，在全身可表现为乏力、气短、精神萎靡，气虚而推动无力，故血行不畅而成血瘀。若患者素体阳气不足，药毒侵入体内后化为虚寒之邪，寒瘀互结阻于经络，经气不利，遂感手足麻木，不通则痛，则感手足疼痛。若素体肝气郁结，则药毒入里易化热化火，热毒之邪侵袭肌表，则见皮肤红肿、红斑等表现。若平素嗜食肥甘厚味，伤及脾胃，内生痰湿者，遇化疗药毒入侵，湿毒互结发于肌肤，则见手足出现水疱、脓疱、流脓、渗出等表现。若素体阴血不足者，药毒进一步伤及阴血，血虚生风生燥，气血不荣四末，可见手足皮肤干燥、脱皮、皲裂等症状。

临床通过辨别皮损特点及自觉症状可将手足综合征分为虚

寒瘀阻、湿热毒结、血虚风燥三型，这三种证型均有其独特的表现。虽然手足综合征在临床上可以分为三种不同中医证型，但是该病总的病因病机是一致的，即均是由于抗肿瘤药物伤及经络气血所致气血亏虚，经络瘀阻。临床治疗时应以行气活血、解毒通络为基本治法。

气血亏虚，经络瘀阻

证候特点：乏力，气短，手足麻木，局部皮肤干燥、脱屑。舌质淡暗，苔白，脉细或涩。

治法：行气活血，解毒通络。

推荐方剂：当归四逆汤加减。

常用药物：当归、桂枝、白芍、细辛、通草、大枣、蜈蚣、鸡血藤等。

（三）治疗

中医外治法

手足综合征的中医治疗，多以中医外治为主。中药熏洗在中药外治中占有重要的地位，根据经络学说中"经脉所过，主治所及"的原理，采用中药熏洗，既可以使药物成分直达病所，又能疏通经络，扶正祛邪。

（1）通络散（中日友好医院中西医结合肿瘤科方）

药物组成：老鹳草、红花、川芎等。

随症加减：虚寒瘀阻型，症见手足皮肤色素沉着，指（趾）甲改变，暗红色斑疹，皮肤角化增厚，或干裂脱皮，或皮肤萎缩，加黄芪、淫羊藿、当归等。湿热毒结型，症见疼痛、麻木、瘙痒、胀感明显，皮肤呈鲜红色，皮肤水肿，鲜红色斑丘疹，水疱，或破溃流脓，可伴发于面颊，恢复期可见皮肤萎缩、变薄，加川乌、草乌、川椒目、羌活、威灵仙等。血虚风燥型，症见皮肤疼痛、瘙痒、干燥、粗糙、角化增厚，皮肤脱屑、皲裂，伴或不伴指（趾）甲增厚及颜色改变，加地肤子、五倍子、白鲜皮、刺蒺藜等。

使用方法：水煎 1000mL，调至药液温度 30～35℃，分别浸泡手足各 20 分钟，每日早晚各用 1 次，6 天为一个疗程，应用两个疗程。

注意事项：存在手足部位皮肤病的患者慎用；有药物接触过敏史者慎用；合并严重糖尿病致周围神经病变者应注意调节药液温度，防止烫伤。

（2）四妙活血散外洗（河南省中医药研究院附属医院方）

药物组成：黄柏 50g，苍术 50g，生薏苡仁 50g，川牛膝 50g，桃仁 30g，红花 50g，苏木 50g，伸筋草 50g。

使用方法：水煎后洗双手双足，每天 3 次，每次 30 分钟以上，停服卡培他滨后再用中药熏洗 7 天。

（3）中药熏洗自拟方（浙江省肿瘤医院方）

药物组成：生黄芪 40g，丹参 30g，当归 10g，生地黄 30g，赤芍 15g，白芍 15g，川芎 12g，七叶一枝花 15g，生薏苡仁 30g，生白术 30g，红花 10g，生甘草 10g。

使用方法：煎液熏、泡洗双手双足，每天 3～4 次，每次 30 分钟以上，泡洗后涂擦芦荟膏。中药熏洗直到停用卡培他滨后 7 天。

（4）外洗自拟方（广东省中医院方）

药物组成：鸡血藤、白鲜皮、苦参、蛇床子各 45g，桃仁、积雪草、赤芍各 30g，红花 20g，防风 15g。

使用方法：每天 1 剂，煎取 1500mL，浸洗双手、双足，每次 30 分钟，每天 3 次。同时配合中药内服（黄芪、党参、鸡血藤各 20g，徐长卿、炒白术、桃仁、熟地黄、山药各 15g，茯苓、红花、当归、附子、鹿角霜、桂枝、山茱萸、牡丹皮、泽泻各 10g，甘草 5g，煎取 250mL，早晚分服，每日 1 剂）。

（5）通络熏洗汤（云南省昆明市中医医院方）

药物组成：伸筋草 30g，透骨草 30g，石楠藤 15g，海风藤 15g，鸡血藤 15g，干蟾皮 10g，苏木 15g，白花蛇舌草 15g，防己 15g，黄芪 30g，土茯苓 30g，艾叶 30g。

使用方法：每日 1 剂，煎取药汁 200mL，加入 1500mL 温水中，熏洗手足，每天 1 次，每次 30 分钟，2 周为 1 疗程。

该中药组方中伸筋草、透骨草为君药，具有祛风除湿、舒筋通络的作用；鸡血藤为臣药，具有活血舒筋的作用；苏木、防己为佐药，具有祛风湿、活血通络的作用；黄芪、艾叶为使药，具有益气温阳、固本的作用；海风藤具有祛风湿、通经络、止痹痛的作用；石楠藤具有祛风湿、舒筋络、除痹痛的作用；土茯苓、干蟾皮及白花蛇舌草具有解毒散结的作用。上述诸药合用可共奏祛风除湿、散结止痛、益气固本之功。

二、口腔黏膜炎

口腔黏膜炎（oral mucositis，OM）是指口腔的炎症性和溃

— 115 —

疡性反应，发生部位主要在口唇黏膜与左、右颊黏膜，其主要临床表现为局部疼痛及味觉丧失，黏膜红斑、糜烂、溃疡，颌下、颈部淋巴结肿大，严重者可出现发热、乏力等全身症状。它是恶性肿瘤患者化疗较为常见且严重的并发症之一，发生率在常规化疗后可达40%，在大剂量化疗后可高达100%。引起口腔黏膜炎的药物主要为抗生素类及抗代谢类药物，常用的包括5-Fu、蒽环类药物、甲氨蝶呤等，有报道发现在接受5-Fu按 $10 \sim 15mg/$（kg·d）给药连续5天后，63%~75%的患者可发生口腔黏膜炎。口腔黏膜炎发生的高峰期一般在化疗开始后 $5 \sim 12$ 天，其严重程度会随着用药时间或药物接触时间的延长而加重，一般的口腔黏膜炎通常在停药1周内可逐渐愈合，严重者可持续1个月左右并可能导致其他严重并发症。

（一）中医病名与病因病机

口腔黏膜炎属于中医学"口疮""口糜"范畴。

引起口腔黏膜炎的因素有很多，内在因素包括内分泌失调、自身免疫力降低等原因，外在因素主要是指精神压力过大、工作疲劳等社会心理因素，遗传荷尔蒙等因素使女性在月经前和更年期更容易诱发口腔黏膜炎。另外，包括如胃十二指肠溃疡等一些消化道疾病、感染、营养缺乏等也常导致口腔黏膜炎反复发作。

放化疗损伤是恶性肿瘤患者发生口腔黏膜炎的重要原因。第一，放射治疗及化疗药物可直接损伤口腔黏膜，破坏口腔的生理屏障，使细菌通过创面引起局部及全身的感染。第二，放化疗可以通过减少唾液的分泌，使口腔干燥，改变口腔内环境，减低口腔 pH 值，进而削弱口腔对细菌的清除能力。第三，放化疗产生的恶心呕吐等消化道反应使患者饮食减少，口腔的自净能力因而减弱。第四，放化疗后患者出现骨髓抑制，白细胞及中性粒细胞减少，机体免疫力下降，更有利于细菌侵入而发生感染。第五，肿瘤治疗中相关的抗生素和糖皮质激素的应用，使体内菌群失调，口腔内正常菌群生长受到抑制，某些致病菌和真菌异常繁殖，从而引起口腔黏膜炎反复发作。

口疮虽生于口，但与内脏有密切关系。中医学认为，脾开窍于口，上唇属脾，下唇属肾，心开窍于舌，舌为心之苗，又舌尖属心，肾脉连咽系舌本，两颊与齿龈属胃与大肠，任脉、督脉均上络口腔唇舌，表明口疮的发生与五脏关系密切。《素问·至真要大论》曰："诸痛痒疮，皆属于心。"《证治准绳·杂病》曰："心属君火，是五脏六腑之火主，故诸经之热皆应于心。心脉布舌上，若心火炎上，熏蒸于口，则为口舌生疮。"可见五脏六腑所引起的口疮之火皆归于心火，心火上炎为口疮之主要病机。《医论选要》曰："夫口者，脾之窍，诸经多有会于口者。盖五味入口，藏于脾胃，为之运化津液，以养五气，节宣微爽，五脏之气偏胜，由是诸疾生焉。故口疮者，乃脾气凝滞，加之风热，当清胃泻火。"以上论述说明脾胃积热，或复感风热邪毒，内外邪热相搏，蕴积心脾，以致心脾炽热，热盛化火，循经上攻，亦可灼伤口腔黏膜而成口疮。《口齿类要·口疮二》曰："口疮，上焦实热，中焦虚寒，下焦阴火，各经传变所致。"《丹溪心法·口齿七十八》曰："口疮服凉药不愈者，因中焦土虚，且不能食，相火冲上无制。"可见口疮的发病亦有虚实之分，上焦热盛可致口疮，下虚上盛，包括肝肾亏损、阳气虚衰也可发为口疮。

肿瘤的放化疗当属中医学"药毒"范畴，可被视为一种热毒作用于人体，结合放化疗疗程、剂量及人体正气状况，其引起的口腔黏膜炎多为正虚邪盛、虚实夹杂，一般新病属实，久病属虚。新病者，放化疗直接作用于口腔黏膜，造成热毒积聚，热盛肉腐，发为口疮。久病者，放化疗可致正气亏虚，气血津液耗伤，脏腑功能受损，肝肾阴亏而虚火上炎，灼伤口唇，或因脾胃虚损而气血生化乏源，不能上荣于口唇，而致口疮。

（二）辨证论治

放化疗引起的口腔黏膜炎有虚实之分：一般新病者，放化疗直接损伤口腔黏膜者属实；久病者，放化疗造成气血亏虚而致口舌生疮者为虚。临床上常见正虚邪实、虚实夹杂者，因而辨清口疮虚实尤为关键。邪热壅盛、气血亏虚为其主要病机。扶正祛邪为口疮治疗总纲，同时应结合全身症状及恶性肿瘤基础疾病本身，辅以清热解毒、益气养阴等法。

1. 心火上炎证

证候特点：溃疡多位于舌尖、舌前部或舌侧缘，数目较多，面积较小，局部红肿疼痛明显。口干口渴，心中烦热，小便黄赤。舌尖红，苔薄黄，脉数。

治法：清心泻火，解毒疗疮。

推荐方剂：泻心导赤散加味。

常用药物：生地黄、木通、黄连、灯心草等。

2. 胃肠积热证

证候特点：溃疡多位于唇、颊、口底部位，基底深黄色，周围充血范围较大。口干口臭，大便秘结，小便黄赤。舌红绛，苔黄腻，脉滑数。

治法：清热泻火，凉血解毒。

推荐方剂：清胃散合凉膈散。

常用药物：牡丹皮、黄连、升麻、当归、大黄、栀子、连翘、薄荷等。

3. 肝郁化火证

证候特点：溃疡数目大小不一，周围黏膜充血发红，常随情绪改变或月经周期而发作或加重。胸胁胀闷，心烦易怒，口苦咽干，失眠不寐。舌尖红或略红，舌苔薄黄，脉弦数。

治法：疏肝理气，泻火解毒。

推荐方剂：丹栀逍遥散加味。

常用药物：牡丹皮、栀子、柴胡、白芍、当归、白术、茯苓、薄荷等。

4. 阴虚火旺证

证候特点：溃疡数目少，分散，边缘清楚，基底平坦，呈灰黄色，周围绕以狭窄红晕，有轻度灼痛。头晕目眩，五心烦热，口干咽燥，唇赤颧红。舌红苔少，脉细数。

治法：滋阴降火。

推荐方剂：知柏地黄丸加减。

常用药物：知母、熟地黄、黄柏、山茱萸、山药、牡丹皮、茯苓、泽泻等。

5. 脾虚湿阻证

证候特点：溃疡数目少，面积较大，基底深凹，呈灰黄或灰白色，边缘水肿，红晕不明显。头身困重，口黏不渴，食欲缺乏，胃脘胀满，时有便溏。舌质淡，有齿痕，苔白滑腻，脉沉缓。

治法：健脾祛湿。

推荐方剂：参苓白术散合平胃散加味。

常用药物：人参、茯苓、白术、山药、莲子、白扁豆、薏苡仁、砂仁、陈皮、桔梗、苍术、厚朴等。

6. 脾肾阳虚证

证候特点：溃疡量少，分散，表面紫暗，四周苍白，疼痛轻微，或仅在进食时疼痛，遇劳即发。面色㿠白，形寒肢冷，下利清谷，少腹冷痛，小便多。舌质淡，苔白，脉沉细无力。

治法：温补脾肾，引火归原。

推荐方剂：附桂八味丸加减。

常用药物：附子、肉桂、熟地黄、山药、山茱萸、泽泻、茯苓、牡丹皮等。

（三）治疗

1. 单味中药治疗

（1）蜂胶、蜂蜜外用

蜂蜜外涂或含漱，有较强的抗菌消炎、收敛止痛作用，可促进溃疡面愈合。

（2）薄荷液外涂

可用干薄荷 20g，加水适量，煎煮 5 分钟，取汁 30 ～ 50mL，外涂患处，或取少许口腔含漱，每日 3 ～ 6 次。也可用鲜薄荷，洗净加少量凉白开水，捣烂榨汁，涂于患处。

（3）吴茱萸外用

吴茱萸研末，醋调，外敷涌泉穴。

（4）丁香液

丁香 30g，打碎，用温开水浸过药面约 24 小时，浸出的药液为丁香液，涂于溃疡表面，每日 3 ～ 4 次。

（5）孩儿茶

先用生理盐水拭去溃疡面上的假膜，以便药物更好地发挥作用，然后取孩儿茶少许研末，加凉开水调成糊状，涂在溃疡面上，每日 3 ～ 5 次。

（6）黑芝麻

芝麻油外涂可有效减少口腔溃疡疼痛，促进溃疡愈合，在口腔护理中应用广泛，尤其适用于各种原因引起的小儿口腔疾病。

（7）蚕沙

单味 20 ～ 60g，煎汤代茶，可治疗口腔溃疡。

2. 中成药治疗

（1）六神丸外用

出自清代《雷允上诵芬堂方》，由牛黄、珍珠、蟾酥、雄黄、麝香、冰片组成。取六神丸碾细粉，加凉开水浸透，调成糊状，外敷溃疡面，每日 3～4 次。

（2）云南白药粉

吹敷溃疡表面，每日 2～3 次。

（3）西瓜霜喷剂

由西瓜霜、黄连、黄芩、黄柏、冰片等药物组成，每日 3 次外喷患处。或将西瓜霜片碾成粉，敷于溃疡处，每日数次。

（4）冰硼散外敷

由冰片、硼砂、朱砂、玄明粉等组成，用棉签蘸取适量敷于溃疡处，每日 3 次。

（5）锡类散外用

出自《赵炳南临床经验集》，由青黛、西瓜霜、生硼砂、寒水石、冰片、珍珠粉、硇砂、牛黄等组成，取少许药粉，吹敷在溃疡表面，每日 2～3 次。

（6）养阴生肌散

由珍珠、人工牛黄、冰片、黄连、青黛、甘草等组成，喷敷于溃疡表面，每日 2 次。

（7）梅花点舌丹

出自清代《疡医大全》，由白梅花、蟾酥、乳香、没药、血竭、冰片、朱砂、雄黄、石决明、硼砂、沉香、葶苈子、牛黄、熊胆、麝香、珍珠组成。将梅花点舌丹打成细粉，吹敷于溃疡表面，每日 3 次。

（8）口腔溃疡散

由珍珠、牛黄、麝香、硼砂、朱砂、雄黄、冰片、薄荷脑等为主要成分的验方，吹敷于溃疡表面，每日 3 次。

（9）康复新液

为美洲大蠊干燥虫体提取物，具有通利血脉、养阴生肌的作用。取少许，口中含漱，与溃疡面充分接触，每日2~3次。

（10）珠黄散

由人工牛黄、珍珠粉组成。取药少许吹患处，每日2~3次。

3. 中医外治法

（1）一般护理

①口腔护理

注意口腔卫生，保持口腔清洁和湿润，每日饭前后用生理盐水或冷开水漱口，对于无口腔黏膜炎的患者，应于晨起及睡前用软毛牙刷仔细清洁口腔，对于有口腔黏膜炎患者，停用牙刷，改用消毒棉球清洁口腔。

②饮食调护

化疗期间应增加营养，鼓励患者多进食，给予高蛋白、高热量、高维生素、富有营养且易消化食物。多食水果蔬菜以保持大便通畅。避免过食辛辣、肥甘厚腻等刺激之品，以免伤及脾胃，防止粗糙、硬性食物（膨化、油炸食品）和过烫食物对黏膜的创伤。鼓励患者多饮水，以保持口腔湿润并促进化疗药代谢产物从体内排泄。

（2）口腔降温

在静脉化疗时予以口含冰块及冰水或冷开水含漱，可致局部血管收缩，减少口腔黏膜的血流，在药物浓度达到最高峰之前降低局部药物浓度，使黏膜细胞接触的抗癌物质浓度降低，从而防止或减少口腔黏膜炎的发生。该法简便、廉价而有效，尤适用于半衰期较短的化疗药物，如氟尿嘧啶等。

（3）黏膜保护

如硫糖铝、蒙脱石散等，可覆盖消化道黏膜，保护黏膜细胞，对消化道黏膜有很强的保护能力，通过与黏液蛋白的结合，加强消化道黏液层的韧性以对抗攻击因子，恢复并维护黏液屏障的生理功能，促进黏膜的愈合和细胞的再生。

（4）增加唾液分泌

毛果芸香碱片剂可以刺激唾液腺的分泌，特别是富含黏液的小唾液腺的分泌，从而改善放疗引起的口干症，一定程度上削弱化疗对口腔 pH 值的改变，减少细菌感染的发生。

（5）抑制口腔内致病菌

大剂量、多疗程的化疗及相关治疗可使机体的免疫力下降，极易发生口腔感染，其主要致病菌多为 G-杆菌、厌氧菌和白念珠菌。对于怀疑口腔感染者，可做细菌培养及药物敏感试验，并根据返回结果进行抗感染治疗。不明确感染菌种前，可用 0.5% 甲硝唑 250mL + 庆大霉素 8 万 U 反复含漱，或采用复方漱口水（含利多卡因、庆大霉素、酮康唑、维生素 B_6、维生素 B_2）于饭前饭后漱口，可起到消炎、镇痛、抑菌、促进溃疡愈合的作用。厌氧菌感染者，可予 3% 过氧化氢（双氧水）含漱或 1% 高锰酸钾溶液漱口进行口腔护理，然后用 1% 甲紫或 0.5% 甲硝唑溶液直接涂搽于溃疡面，每日 4～5 次，连续 3～5 日，疗效均佳。真菌感染者，应停用抗生素，迅速改变真菌生长的酸性环境，治疗可予制霉菌素及 5% 碳酸氢钠漱口，其后予克霉唑液含漱进行口腔护理则疗效更明显。此外，口泰含漱液、复方茶多酚含漱液、复方硼砂溶液等漱口液均具有一定的抗炎抑菌作用。

（6）细胞生成制剂

单核细胞集落刺激因子（GM-CSF）是一种糖蛋白，能促进骨髓造血细胞的生成，增强粒细胞及巨噬细胞的聚积，作为漱口液，其可以直接作用于口腔黏膜，促进成熟的淋巴细胞及巨噬细胞在真皮和黏膜下产生抗体，增强其吞噬活力，并通过促进细胞、结缔组织及胶原生成，促进口腔黏膜炎的愈合。

（7）理化治疗

对口腔溃疡面予以局部吹氧，可使表层血管扩张，促进局部血液循环，同时予以干扰素局部湿敷以提高免疫力，两者联合应用能充分发挥其作用，加速口腔溃疡的愈合。

（8）镇痛治疗

疼痛可使患者产生不良情绪，同时影响进食、饮水。在积极控制口腔黏膜炎本身的前提下，镇痛治疗必不可少。常用的局部麻醉剂包括普鲁卡因、利多卡因、丁卡因等。对于口腔黏膜炎引起疼痛并影响进食者，可予利多卡因溶液喷雾，或联合生理盐水、地塞米松、庆大霉素分次含漱，药物可通过黏膜迅速吸收，一般 5～10 分钟可达到镇痛的目的。维生素 B_{12} 含服对口腔黏膜炎也具有一定的疗效，可促进溃疡愈合并起到镇痛效果。

（9）中药外用治疗

常用外用药主要包括外用散剂和含漱药液。外用散剂在使用时散敷或吹敷患处即可，具有清热解毒、生肌镇痛的功效。其中，锡类散可适用于各型口疮，起到拔腐解毒生肌之功。冰硼散、珠黄散、西瓜霜适用于实火型口疮，具有清热解毒、消肿镇痛之功效。对于创面深大，经久不愈之溃疡，可予珍珠散敛疮生肌。中药含漱液的药味选择较多，其主要治法为清热解毒，临床上可选用金银花、竹叶、白芷、薄荷等量，或黄柏、菊花、决明子、桑叶等量，煎煮过滤，含漱口腔，可起到清热解毒、消肿镇痛之功效。

（10）非药物外治

①针刺

可选择廉泉、颊车、合谷、曲池、通里、神门、少冲、牵正、翳风、大椎等穴，每次取 3～5 个穴，针灸急性期给予火锃针点刺，缓解期给予腹针与背俞穴针罐疗法。点刺溃疡面放血治疗口腔溃疡，用三棱针点刺溃疡面 2～3 针，令患者用力吮吸出血后吐掉，然后用 0.5% 的碘伏棉签反复清洗溃疡面，每日 2 次，直至痊愈。三棱针点刺放血，既可使局部祛瘀生新，又能泄心脾之热，适用于心脾积热者。

②艾灸

对于脾胃虚弱型，可艾灸足三里穴。

③穴位按摩

每天按摩巨阙穴 3～5 分钟，坚持 2～3 天，可治疗心火旺盛之口腔溃疡。

④耳穴压豆

可取神门、内分泌、皮质下、肾上腺、口、舌等。

（四）典型案例

杜某，男，72 岁，教师，以"膀胱癌术后复发二次手术后，反复口腔溃疡、阵发心悸 2 年余"为主诉于 2015 年 5 月 12 日就诊。症见双侧舌边侧散发溃疡，溃疡面色淡，有白膜覆盖，疼痛明显，患者自述溃疡每月至少出现 2 次，食欲差，时有胸闷，心悸，长期服通便药，大便 1～2 日一行，难眠易醒，夜尿 2～3 次，有前列腺增生病史，舌胖淡红，苔白腻，脉滑尺弱。其证属脾肾两虚，脾湿不化，中焦郁滞，虚火上炎，药用桂附地黄丸加减。药物如下：肉桂 6g，附子 9g，生地黄 15g，山药 12g，泽泻 9g，茯苓 9g，肉苁蓉 15g，火麻仁 10g，白花蛇舌草 15g，女贞子 15g，甘松 6g，枳壳 10g，焦山楂 10g。14 剂，每日 1 剂，水煎早晚分服。另予白及粉 3g，三七粉 3g，珍珠粉 3g 混合，敷于溃疡表面，每日 3 次。2015 年 5 月 26 日二诊：患者溃疡愈合，胸闷缓解，心悸减轻，大便较前通畅，舌脉同前，守方同前。患者现已两年余未再出现口腔溃疡，膀胱癌复查无复发迹象。

按：本病患者为老年，二次膀胱癌局部电切术后、化疗灌注后，心脾肾之气俱损。脾气受损，致中焦枢纽失司，上下气机不通，上焦之阳不能下降，下焦之阴不能上行；加之肾阴耗伤，阴损及阳，肾阴不能上济心阳，心血不足，心火独盛，发为口疮，此为虚证。肾阴不足，虚火上炎，故心烦失眠；心血不足，心火旺盛，则心悸不安；脾肾两虚，运化无权，则纳呆，二便失司。总之，脾肾两虚，虚火上扰是本病的主要病机，故选方桂附地黄丸加减。方中选生地黄滋补肾阴且有通便之功，山药补脾益阴，茯苓淡渗脾湿，泽泻清泻肾火，加附子、肉桂有温补命门肾火之功效，且肉桂引浮火下行归于肾中；加用肉苁蓉、火麻仁补肾润肠通便，泻火于下；女贞子既补肾阴，又补肾阳，且有清热、免疫调节及抗肿瘤的作用，补而不腻；白花蛇舌草清热解毒抗肿瘤，而不伤脾胃；甘松理气止痛、开郁醒脾，有良好的抗心律失常作用。桂附地黄丸于阴中求阳，西医学研究可调节机体免疫功能。

参 考 文 献

［1］刘志艳，王学谦，林洪生. 林洪生应用中医药防治化疗后毒副反应经验浅析［J］. 世界中西医结合杂志，2015，10（3）：314－316，319.

［2］蒋梅，周岱翰. 国医大师周岱翰教授从升降学说辨治肿瘤化疗致消化道不良反应经验［J］. 世界中西医结合杂志，2019，14（4）：486－489.

［3］吴国琳，王庆，熊福林，等. 名老中医余国友治疗肿瘤化疗后不良反应及常用药对经验［J］. 中国中医药现代远程教育，2017，15（20）：70－73.

［4］胡佳奇，花宝金. 花宝金教授运用气机升降理论防治化疗所致延迟性恶心、呕吐经验［J］. 中日友好医院学报，2020，34（1）：49－50.

［5］陈焯平，林丽珠，陈壮忠. 林丽珠教授治疗化疗后呕吐的经验［C］. 发挥中医优势，注重转化医学——2013年全国中医肿瘤学术年会论文汇编，2013：731－733.

［6］徐飚. 林毅教授治疗乳癌化疗后呕吐经验介绍［C］. 第十一届全国中医及中西医结合乳腺病学术会议论文集，

2009：24 - 26.

［7］范正丽．郝迎旭教授中医药防治肿瘤化疗毒副反应临证经验总结及临床研究［D］．北京：北京中医药大学，2014.

［8］赵伟鹏，易健敏，黄金昶．黄金昶教授治疗肿瘤患者食欲减退经验［J］．中华中医药杂志，2015，30（9）：3147 - 3149.

［9］弓树德，施义．国医大师周仲瑛运用乌梅丸治疗食管癌化疗所致寒热错杂型腹泻经验浅析［J］．浙江中医药大学学报，2018，42（4）：287 - 289.

［10］杨文博，宋凤丽，李仝．李仝教授运用甘草泻心汤治疗卡培他滨所致腹泻的临床经验［J］．世界中西医结合杂志，2017，12（2）：180 - 183.

［11］马浩然，王立森．黄金昶教授辨治顽固性便秘经验举隅［J］．中国临床医生杂志，2019，47（2）：251 - 252.

［12］周小军，廖荣鑫，于丰彦，等．周福生教授治疗肿瘤患者便秘的经验介绍［J］．新中医，2009，41（5）：14.